はじめに

私は、40年以上、腎臓（じんぞう）専門医として、多くの患者さんの人生とかかわってきました。

かつて腎臓は一般の方々にはあまり注目されない臓器でした。ところが、近年、単に「尿をつくる臓器」ではなく、血液の成分を厳密かつ適正に調節して**「寿命を決める極めて重要な臓器」**であることが知られるようになり、**生活習慣を正して腎機能を健全に保つことこそ、健康長寿の決め手**になることが、今では多くの人々の共通認識となっています。

腎臓病には防ぎようがない病気もありますが、腎臓を傷めるような生活習慣をみずから続けて大事な腎機能を低下させてしまう人や、慢性腎臓病（CKD）*を重症化させて腎不全に陥り、人工透析を余儀なくされる人は、今も減る気配を見せません。それはなぜでしょうか。私は**「腎臓を守り強める生き方」**の啓蒙がまだ不十分だからではないかと考えています。

あえていうまでもなく、**腎機能低下や慢性腎臓病との闘い**は、10年20年30年あるいは40年以

＊ Chronic Kidney Disease（慢性腎臓病）の略。

上続く**長期戦**です。私はこれまで著書や講演の中で、運動習慣や食習慣の重要性について説いてきましたが、単に知識を得るだけでは意味がありません。知識を実行に移し、それを何年何十年と継続していくためには、**「生き方」を変えることが欠かせない**、40年以上に及ぶ診療経験の結果として、そう痛感したのです。

「生き方」というと、ともすると大げさに聞こえるかもしれません。平たくいえば、**「食事」**や**「運動」**だけにとどまらず、**「物事のとらえ方」**や**「考え方」**、**「主義」**や**「信条」**、**「習慣」**や**「クセ」**、**「趣味」**や**「嗜好(しこう)」**、**「生きがい」**や**「人生観」**、**「思い込み」**や**「常識」**、**「気質」**や**「性格」**、**「心」**や**「行動」**や**「人格」**などを総称するもの、と考えればいいでしょう。

腎臓にいい食べ方や運動のやり方をどんなに正しく理解しても、長期的に継続できなくてはなんの効果も得られません。みずから気づきを得て行動や生活習慣をガラリと変え、これを10年20年30年あるいは40年以上継続するには、**個々の患者さんの生き方の領域にまで踏み込んで生活指導をする、患者さん本人もそのくらいの気概を持って行動変容に取り組む**――このことが絶対に欠かせないのです。

では、何が大切なのかといえば、まず忘れてはならないのが、**「ストレス」**や**「負の感情」**

から遠ざかることです。

腎機能低下や慢性腎臓病を指摘されると、「いつか人工透析になる」「長生きできないかもしれない」などと悲観的になる人が多くいます。しかし、こうしたストレスや負の感情こそ、腎臓にとっては大きなダメージとなります。むしろ「このまま生きると危険であることが早期にわかってラッキー」と**前向きに考える**くらいが妥当でしょう。

ストレスを感じてもそれを跳ね返し、前向きにとらえてプラスに転じる力を**「レジリエンス」**といいますが、このレジリエンスを高める生き方が、腎機能の強化には特に重要です。**ピンチはチャンスです。「腎臓病は不治の病」はもはや昔の話です。**

失われたものばかりに目を奪われず、希望を持って早いうちから生き方を見つめ直せば、慢性腎臓病の重症化を防いだり、腎機能を改善させたりすることは十分に可能です。

まずはそのことをよく覚えておいてほしいと思います。

次に重要なのは、自分の腎臓はこのままいくと何歳までもつのか、その具体的な**未来予想図**をイメージすることでしょう。本書では、そのための目安として、**過去〜現在の「クレアチニン値」から導き出される「腎臓寿命」という考え方**をお伝えします。

これは、一般の方々にはあまりなじみがないかもしれませんが、私たち腎臓専門医が日常的に使ってきた指標で、仮にこのまま腎機能低下を放置した場合、いつ腎不全に陥って人工透析が必要になるのかをあらかじめ推測しようとするものです。

患者さん本人がご自身の腎臓寿命を知れば、生き方の改善にもおのずと身が入るというものでしょう。そして、生き方をうまく変えられれば、腎臓寿命を大きく延ばして透析導入を先送りにすることも決して不可能ではないのです。

さらに、腎臓寿命を延ばすためには、腎機能に関連する身近な指標を日々チェックすることが大切です。本書では、それを「9大指標」と呼びます。

具体的には、**①BMI（体格指数）、②禁煙、③食塩、④血圧、⑤血糖値、⑥脂質、⑦カリウム、⑧たんぱく質、⑨尿酸の9項目**ですが、これを日常的に確認しましょう。

もしこの9大指標の中で異常値を示すものや達成できない項目があれば、それがあなたの腎機能を低下させる大きな原因になっている可能性が高いものです。そうした項目については、「少しくらい高くても大丈夫」などと甘く考えずに、早急に対策を講じるべきでしょう。

これらの9大指標に加えて、腎臓寿命を延ばすためには、**「毒素対策」「休養」「食事」「運動」**も重要になってきます。本書では特に今問題視されている**「常用薬」「腸内環境」「睡眠時無呼吸」「加工食品」「リン」**と腎機能低下との関係について、くわしくお話ししたいと思います。

はじめに

本書は、**腎臓寿命を延ばすための「総合対策」を記した本**です。各左ページの左端欄外には、**「腎機能を守り強める生き方」**として、私がこれまでの診療経験で患者さんにお伝えしてきた**「声かけの事例」**も余すところなく紹介していきます。

みなさんがこれまでに得た食べ方や運動療法の知識に加えて、本書からも新たな情報を知り、日々の生活やこれからの人生に活かしていただき、それが、腎機能低下や慢性腎臓病を抱えながらも**いつまでも元気に明るく過ごしていくための「生き方改善のヒント」**になれば、腎臓専門医としてこれ以上の喜びはありません。

ぜひご自身のため、あなたの大切な人のために、お役立てください。

東北大学名誉教授　山形県立保健医療大学理事長・学長　**上月正博**

もくじ

第7章

第8章

第9章

腎臓病に安静第一は古くて危険な指導! 運動は腎臓を守りクレアチニン値も尿たんぱくも改善し寿命を延ばすまさに薬

第10章

こんな働き方・考え方なら腎機能は守れる! 強まる! 知らぬまに腎臓を傷めている日常生活の危険な盲点と最善対策教えます

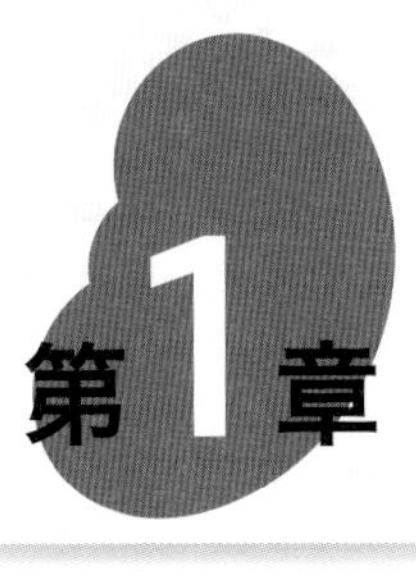

症例集

生き方を変えると腎機能はここまでよくなる！

クレアチニン値・尿たんぱくが改善し

重症化・人工透析も防げる！

40年診療から確信！ 腎機能をよくするのも悪くするのも大部分は生き方しだい

私は40年以上にわたって慢性腎臓病の診療に携わる中で、日々痛感し、確信していることがあります。それは、**「腎機能をよくするのも悪くするのも、大部分は患者さんの生き方しだい」**ということです。なぜなら、慢性腎臓病のような「生活習慣病」の予防・改善には患者さん自身の取り組みが不可欠で、医師は診察や検査、薬物療法、生活指導などを通じて病気の改善を助けるだけに過ぎないからです。

慢性腎臓病には、現在のところ、病状の劇的な改善をもたらす特効薬はありません。そのため、食事や運動、喫煙や飲酒などの生活習慣の改善はもとより、血圧や血糖値の管理、働き方や考え方の是正など多方面での取り組みが必要になります。ひと言でいえば、「生き方をどう変えるか」が問題といえるでしょう。

生き方を変える例として、禁煙を考えてみましょう。喫煙をするとニコチンの作用で血管が収縮し、血圧が上昇します。その結果、腎臓の輸入細動脈（糸球体の入り口の血管）に過剰な圧力がかかり、その力でタコ足細胞がはがれ、老廃物をろ過する腎臓の能力（腎機能）が低下してしまいます（46ジペー参照）。ニコチンのほかにも、タバコの煙には約200種類の有害物質が含まれており、血液に溶けて運ばれて、血糖値を上昇させたり、LDL（悪玉）コレステロールや中性脂肪を増やしたりします。これらはいずれも腎臓に大きな負担をかけ、腎機能を低下させる原因になります。つまり、**喫煙は腎臓にとって百害あって一利なし**です。喫煙にこのような害があるとわかったうえで、一服したときの一時的なストレス軽減効果を求めるのか、それとも禁煙をして腎臓や肺をいたわるのか、つまり「どう生きるか」「生き方をどう変えるか」は、患者さん自身にしかできないことです。

次ジペーから、**喫煙や飲酒、肥満、高血圧、糖尿病、脂質異常症など、腎機能を低下させるさまざまな生活習慣や病気を、自身の生き方を変えることで改善し、活気にあふれる人生を送っている患者さんたちの例を紹介**します。

生き方を変えるきっかけは、医師からかけられた言葉や患者さんが実現したい夢など、人それぞれです。中には人工透析を受けながらも、元気に充実した毎日を送っている人もいます。喫煙のやめ方、慣れ親しんだ食生活の改善方法、ウォーキングの楽しみ、日記をつけてモチベーション維持など、患者さん独自のさまざまな工夫も参考になることでしょう。

＊喫煙者が喫煙したときにストレスが軽減されたと感じるのは、喫煙していない間の離脱症状を緩和しているにすぎないとされている。

生き方チェンジ！
カロリー制限・減塩・
速歩ウォーキング・筋トレ

15キロやせたらクレアチニン値が1・90から1・53に低下。糖尿病の薬が不要になり慢性腎臓病もG4からG3に回復

近藤洋一(こんどうよういち)さん（仮名・70歳）は元商社マンです。65歳で定年退職して激務から解放され、のんびり気ままな生活を送っていました。仕事のストレスがなくなれば以前からの高血圧・糖尿病・脂質異常症も改善するだろうと思っていたら、数値はどんどん悪化。それればかりか、**クレアチニン値1・90、eGFR[*1]29と、慢性腎臓病(じんぞうびょう)のステージ[*2]G4にまで腎機能が低下**してしまい、かかりつけ医に体重の増加と塩分のとりすぎ、運動不足を指摘されました。スーツ姿であちこち飛び回る生活から、1日中ジャージ姿で食べたいものを食べてゴロゴロする生活になり、**退職後2年で15キロも太っていました**。これではいけないと思いながら、現役時代のようにノルマがあるわけではなく、生活習慣を改めるべきと指導されても、なかなか改善できません。

心配した奥様に促され、近藤さんは私の診療先を受診。近藤さんの状況を聞いて、「長年の激務から解放され、のんびりしたい気持ちはよくわかりますが、今後は、陰で家庭を守ってこられた奥様への恩返しが新たなミッションでしょう。健康状態を悪

＊1、2　eGFR（GFR）は腎機能を示す指標。腎機能が高いほど数値が大きい。GFRは腎機能が高いほうからG1、G2、G3a、G3b、G4、G5とステージ分けされている（27ページ参照）。

化させている場合ではないのでは？　生活習慣を改めましょう」と提案。

さらに、負けず嫌いの近藤さんをたきつけるように、「おいしいものは『もう一口』よりも『もう一噛み』を」「『丸くなった』は性格だけにしましょう」などと、診察のたびに、次から次へとダイエットのアドバイスをしました。その言葉に発奮した近藤さんは、**肉の脂身を除き、天ぷらなど揚げ物をやめ、蒸し野菜を豊富にするなど、カロリーや塩分を抑えた奥様お手製の食事療法と、速足ウォーキングや筋トレなどの運動療法に励み、8ヵ月で15キロの減量に成功。退職時の体重に戻りました。**

すると驚いたことに、**高血圧・糖尿病の薬が不要になるほど数値が改善、腎機能もクレアチニン値1・53、eGFR36と、ステージG3bに回復**したのです。「退職時の体重に戻っただけなのに、退職前から飲んでいた薬が不要になるとは」と驚く近藤さんに、「定年後の体重増加は、現役時代のストレスの反動です。ストレスで食べすぎになり、塩分も多かったのかもしれません。生活習慣を改めることで、やっとストレスから解放されたんですよ」と説明しました。

過度のストレスから解放されて腎機能が改善し、退職後の生活を真の意味で楽しめるようになった近藤さんは、奥様と家庭を大事にして生きていこうと、決意を新たにしています。

生き方チェンジ！
速足ウォーキング・禁煙・カロリー制限

4カ月で5キロやせたら血圧・血糖値が安定。禁煙にも成功したらG3bの慢性腎臓病がG3aに好転

宮城県在住の佐藤貴子さん（仮名・65歳）は若いころから肥満ぎみで、その影響もあってか17年前からは高血圧と糖尿病と診断され、加えて、喫煙者でもありました。60歳で仕事を退職した後は毎日家にいる生活が続き、たった半年で5キロも体重が増えてしまいました。この時点で腎機能を調べたところ、**クレアチニン値は1・11、eGFRは39で、すでにステージG3bの慢性腎臓病**でした。「このまま放置すると**7～8年後には人工透析が必要になるかもしれませんよ**」と告げたところ、佐藤さんは、大きなショックを受けました。定年後の夢があったからです。

佐藤さんは子育てを終えて夫婦ともに退職したら豪華客船で海外旅行をしようと、資金を貯めていたそうです。そして、「このままではいけない。病気をコントロールして、心おきなく船旅をするんだ」と覚悟を決め、どうしても豪華客船の旅がしたい、生活習慣を改めるから指導してほしいと私に懇願したのです。佐藤さんの熱意に応じ、生活習慣を無理なく変えるための生活指導を行うことになりました。

診断されても落ち込んではいけない

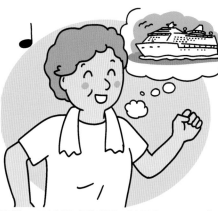

海外への客船旅行を夢見て速足ウォーキング

高血圧・糖尿病・肥満対策として、まず降圧薬をきちんと服用すること、起床時・就寝時の血圧測定と記録、起床時の体重測定と記録を指示しました。運動療法は歩数計を装着して1日8000～1万歩、なるべく速足でのウォーキング。禁煙のため、タバコを吸いたくなったらミント味のタブレットをなめるようアドバイスしました。

食事は野菜・こんにゃく・豆腐・サラダチキンなど、比較的低カロリーで血糖値が上がりにくく、満腹感が得られるものを中心にとることをすすめました。塩分が多いドレッシングなどの調味料をさけ、酢やラー油、スパイスをうまく利用して減塩するといいと伝えました。

指導どおりに実践すると不思議と空腹を感じなくなり、ウォーキングで体を動かしても、以前より少ない食事量で満足できるようになったそうです。その結果、**4カ月で5キロの減量に成功**。その後も体重・血圧・血糖値を良好にコントロールできて、禁煙も継続。**5年後にはクレアチニン値0・92、eGFR49と、ステージG3a**に改善しました。

コロナ禍で危ぶまれた海外旅行ですが、すでに夫婦で客船を予約し、もうすぐ夢が実現するということです。

生き方チェンジ！
きちんと服薬
20分の散歩・禁煙・減塩

心筋梗塞・脳梗塞を機に78歳で生き方を変えたら血圧・血糖値が正常になり慢性腎臓病も悪化せず元気

広浦和樹さん（仮名・81歳）が突然の胸痛で意識を失ったのは、3年前のことでした。幸い在宅時で、奥様がすぐに救急車を呼んで、搬送先の病院の集中治療室で救命措置を受けることができ、命拾いしたのです。**心筋梗塞**でした。急激な血圧低下で脳の血流が減少したため**脳梗塞**も合併し、**左半身にマヒ**が残りました。さらに、入院中の検査で、**クレアチニン値が1・53、eGFRは35、慢性腎臓病のステージG3b**と、腎機能が健康な人の3分の1程度にまで低下していることもわかりました。

それまで広浦さんは、健康に自信がありました。血圧や血糖値は高めでしたが、特に自覚症状がないため薬も飲まず、むしろ、薬なしで80歳近くまで生きてきたことが自慢だったのです。病院にかつぎ込まれて初めて、自分の甘さに気づきました。

ただ、この年で今さら生活習慣を改めたり、薬を飲んだりして意味があるのかが疑問だという広浦さんに、「高齢者の高血圧は治療しなくていいという考え方は、40年前のもの」と説明。「今は年齢に関係なく、生活習慣の改善や薬物療法で、寿命が延びたり脳心血管病の発症や再発を抑えられたりすることが明らかになり、高齢者であろうと積極的に降圧治療を行うべきという考え方に変わっています。今からでも遅くありません。生活習慣を改め、積極的に治療していきましょう」と励ましました。

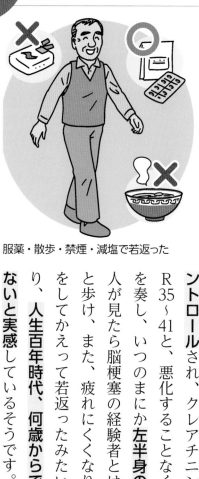

そこで広浦さんは一念発起。高血圧と糖尿病の薬をきちんと飲みはじめ、1日20分程度の散歩も始めました。「もう一生分のタバコを吸ったはずです。卒煙しましょう」という言葉に促され、禁煙もしました。奥様が作ってくれる薄味の料理に慣れると、好きだったラーメンや塩辛も不思議と食べたくなくなりました。

その結果、心筋梗塞・脳梗塞の再発もなく、3年たっても**血圧・血糖値は良好にコントロール**され、クレアチニン値1・32～1・50、eGFR35～41と、悪化することなく安定。生活習慣の改善が功を奏し、いつのまにか**左半身のマヒが軽くなり**、知らない人が見たら脳梗塞の経験者とは気づかれないほどスタスタと歩け、また、疲れにくくなりました。周囲からは「病気をしてかえって若返ったみたい」とまでいわれるようになり、**人生百年時代、何歳からでも生き方を変えるのは遅くないと実感**しているそうです。

服薬・散歩・禁煙・減塩で若返った

生き方チェンジ！
朝の散歩と歩数の記録・
血圧・体重・食事の記録

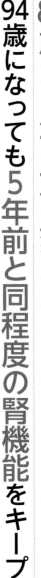

89歳から生き方を変えたら心身ともに元気になり 94歳になっても5年前と同程度の腎機能をキープ

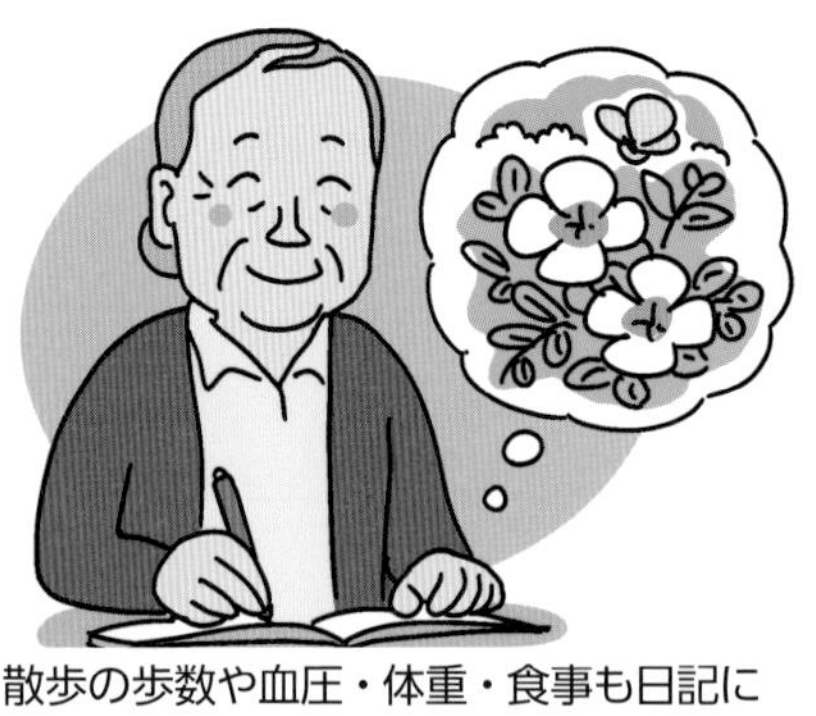
散歩の歩数や血圧・体重・食事も日記に

山田幸子（やまださちこ）さん（仮名・94歳）は独身で一人暮らし。約20年前に**高血圧**と診断されてから、毎朝血圧を測定してノートに記録、診察時に提示するなど、真面目に治療に取り組んできました。**5年前のクレアチニン値は1・31、eGFRは29**でしたが、それ以上の低下はありませんでした。ただ、そのころから食事の支度がおっくうになり、食欲が低下。朝起きても寝床でゴロゴロすることが増えて活動量が減り、体重は36キロ（身長は146センチ）に落ちました。このままでは孤独死するのではと、夜も眠れないこともあったそうです。

小学校の教師だった山田さんは、現役のころからずっと日記をつけていましたが、ある受診日に血圧の記録を見せるさい、誤って日記のページを開いてしまいました。それに気づいて、「毎日血圧を記録するだけでなく、日記もつけているなんて、すばらしいですね」とほめたところ、その言葉を糸口に、山田さんは、「最近体力・気力・食欲が低下してきて心配だ」と悩みを打ち明けてくれました。

そこで「年を取るとだんだん体力や気力が衰えるものですから、可能なところはらくをして、そのぶんほかに集中してはどうでしょう」とアドバイスをしました。具体的には、めんどうなときなど、たまには市販の惣菜や冷凍食品などを利用して料理の負担を軽くしてもいいので、朝起きたらシャワーを浴び、散歩をすること。ノートに血圧のほか、体重、食べたもの、1日の歩数を記録する。日記にはその日楽しかったこと、よかったことを選んで書く……というものです。

実行してみると、市販の惣菜は昔と違って減塩に配慮したものもあり、種類も豊富で、何よりおいしく、食欲が出てきたそうです。朝のシャワーの刺激ですっきり目覚めれば散歩も軽快、花を見ながらあちこち歩くのが楽しみになり、気づけば1日5000～6000歩も歩くようになりました。さらに、その日あったいいことを書く「よいこと日記」のおかげで気持ちが上向き、充実感が得られるそうです。

体重は元気だった70代のころと同じ43キロに戻りました。以来、血圧は安定し、**腎機能もクレアチニン値1・28、eGFR30と5年前と同程度を維持**。たまに落ち込むことがあっても、これまでの日記を読み返すと、自分はとても充実した人生を歩んできたんだと自信がよみがえり、また元気になれるということです。

禁煙に成功したら慢性腎臓病の悪化が抑制され7年間病状が安定

山本和夫さん（仮名・70歳）は、7年前、ステージG3bの慢性腎臓病と診断。食事・運動療法は奥様の手料理と散歩で実行できたものの、禁煙がなかなかできなかった。しかし診察のたびに**「禁煙で寿命が5年延びる」「寿命が5年延びたら年金も5年分多くもらえる」「呼吸がらくになる」**などとメリットを説いたところ、その熱意に促されてついに禁煙に成功。7年後まで腎機能を維持できている。

食事と運動で腎臓病の悪化を阻止。尿たんぱくも解消

10年前、糖尿病と尿たんぱくを指摘された佐藤光義さん（仮名・62歳）は、慢性腎臓病のステージG3aと判明。腎臓病に運動は禁忌と思い込み安静にしていたら体調が悪化。**「適度な運動が必要」**とすすめたところ、散歩を始めた。食事は野菜・こんにゃく・豆腐・サラダチキンなど、カロリー低めで満腹感の得られるものに替え、4ヵ月で10キロの減量に成功し血糖値が良好に推移。尿たんぱくが解消し、腎機能も維持できている。

大豆中心の食事で、慢性腎臓病がステージG3bからG3aに回復

山田友希子さん（仮名・70歳）は高血圧・脂質異常症。慢性腎臓病のステージG3bで、尿たんぱくも陽性。ダイエットしたくても空腹が我慢できないとのこと。「それは我慢が足りないのではなく、糖質中心の食事のせい」と、**糖質を減らし、大豆食品中心の食生活に変える**ようすすめ、実行。すると空腹感が収まり、ウォーキングの効果も出て減量に成功。ステージG3aに回復し、尿たんぱくもほとんど出なくなった。

＊心不全で人工透析目前の超肥満症。生き方を変えて減量し透析を回避

ラーメンなどの過食がたたり、身長168センチ、体重188キロの超肥満症で糖尿病を合併、心不全で入院となった酒井大介さん（仮名・42歳）は、慢性腎臓病のステージG4で人工透析目前。入院中に**酢やスパイスをうまく使う減塩法を学び食生活を改善**。退院後も運動療法を行い、合計70キロの減量に成功しステージG3bに回復。透析を回避できている。

人工透析目前のステージG4の慢性腎臓病から6年以上透析を回避中

家業の農業を息子に譲った橋本徹二さん（仮名・66歳）。痛風発作で受診するとステージG4の慢性腎臓病で人工透析目前と診断。「生き方を変えれば透析を先延ばしできる」とア

＊本症例は、BMIが40を超える肥満症（日本肥満学会判定基準で肥満4度）の患者さんが医師の監督下で行った特別な例。通常の減量は1ヵ月当たり元体重の5％以内を目安とすること。

悩んでいるのは、あなた一人ではない

ドバイスしたところ、**飲酒をやめ、野菜・大豆製品中心の減塩食に。**また、農作業を再開したら、引退から6キロ増えていた体重が減り、eGFRは23前後に回復。透析を回避しつつ、農作業を続けている。

ウォーキングで高血圧も肥満も改善しステージG3a→G2に回復

田中聡史さん（仮名・71歳）は血圧が200／100ミリになることもある高血圧で、身長168センチ、体重80キロの肥満。59歳で脳梗塞発作を起こし、ステージG3aの慢性腎臓病と診断。「**生き方を変えれば脳梗塞の再発も人工透析も防げる**」と話したところ、食事療法と、マヒの残る左足を引きずりながらウォーキングを開始。3カ月後には体重68キロ、血圧120／60ミリ、腎機能はステージG2に回復。ずっと1日2万5000歩のウォーキングを続ける。

慢性糸球体腎炎からなった慢性腎臓病を抱えながら百名山登頂に成功

石原悦子さん（仮名・75歳）は40歳のとき慢性糸球体腎炎でステージG3aの慢性腎臓病と診断。以来、人工透析はさけたいと、日常的によく歩くよう心がけ、食事にも気を遣ってきた。それも趣味の登山で日本百名山を制覇するため。69歳でついに百座めの聖岳（標高3013メートル）の登頂を果たした。結果、尿たんぱくもほとんど出なくなりステージG3aを維持、山歩きを楽しんでいる。

糖尿病腎症で透析目前になったが運動療法で改善し透析を2年も回避

20年以上、不整脈・脂質異常症・高尿酸血症に悩まされてきた佐久間陽子さん（仮名・70歳）は、食事に気を遣ってきたが、2年前、ステージG4の慢性腎臓病と診断。「近い将来、人工透析が必要になる」といわれて落ち込んだ。腎臓病は安静第一と思い込み引きこもっていたが、「**運動すると腎機能が改善する**」という話を聞き、指導を受けられる私の診療先を受診。体操とウォーキングで8週間後には体調が上向きに。腎機能に悪化の兆しはなく、いきいきと生活できている。

糖尿病腎症から透析導入となったが運動療法で改善し透析前より元気

60歳で糖尿病腎症と診断された木村達義さん（仮名・68歳）。診断から1年もたたないうちに人工透析に。週3回の透析前と透析中に透析施設で**軽い運動**を行い、自宅でも**筋トレ**や**1日5000歩のウォーキング**が習慣に。すると糖尿病の数値が改善。かつて苦しんだ吐きけなどの症状もほとんど消え、透析前より元気になったのではと思う日々が続いている。

コラム

あきらめは禁物！ 腎臓病は「不治の病」は昔の話。早期に気づいて「生き方」を変えれば改善をめざせる！

慢性腎臓病はかつて、「一度発症したら悪化を止められない病気」という意味で「不治の病」といわれていました。そのため、慢性腎臓病と診断されると大きなショックを受けて、もうそこで人生が終わるかのように気落ちしてしまう人がいます。

確かに、すっかりもとどおりの腎臓に戻すことはできません。しかし現在では、適切な治療を行えば、病気がそれ以上に重症化するのを抑え、場合によっては腎機能を向上させることも可能になっています。

慢性腎臓病の重症化を防ぐために、大切なことが３つあります。

第１に、**早期発見**。定期的な健康診断を受け、なるべく早い時期に「沈黙の臓器」といわれる腎臓からの声をキャッチすることです。

第２に、**重症化を防ぐこと**。健康診断で「クレアチニン値が高い」「尿たんぱくが出ている」などと指摘されたら、放置してはいけません。「そのうちに」などといっている間にも、腎機能が刻々と低下していきかねないからです。

第３に、**生き方を変えること**。慢性腎臓病と診断されると、生活習慣の見直しとして、減塩などの食事療法をはじめとする生活指導を受けることになります。食事療法・薬物療法・運動療法はどれも大切ですが、「療法」と名がつくだけで「めんどうだ」「いやだ」と拒否反応を示しがちです。どうせやらなければならないなら、より効果的に、よりらくに治療を進めていけたらいいと思いませんか。

その願いは、意外と簡単にかないます。それまで無自覚だった生き方のちょっとしたクセを、ほんの少し変えるだけでいいのです。転がるボールに軽く触れて軌道を変えるように、生き方をほんの少し変えるだけで、行く先には大きな成果が待っています。

わが国は超高齢社会*となりましたが、長い人生を生きるなら、自分らしく楽しく生きていきたいものです。そのためにも、これまでの自分を振り返って生き方を変え、腎機能の改善をめざしましょう。

＊65歳以上の人口の割合が全人口の21％を占めている社会。日本は2007年に21.5％となり、超高齢社会となった。その後も増えつづけ、2022年には29.1％に達している。

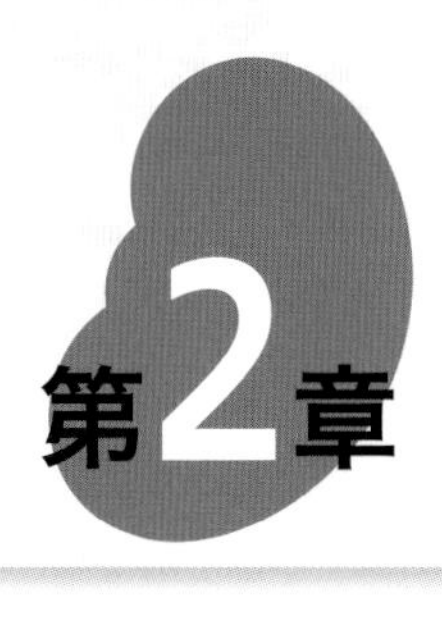

第2章

腎臓はいつまでもつ？
過去～現在の
クレアチニン値でわかる
腎機能の未来予想図
「腎臓寿命」を延ばす生き方

腎機能を知る最も簡便な指標は本来は排泄されるはずの血液中の老廃物の濃度を調べるクレアチニン値

健康診断などで腎機能が低下していると指摘された人はもちろん、中高年になれば誰でも、加齢とともに腎機能が徐々に低下していくため、慢性腎臓病には注意が必要です。慢性腎臓病の原疾患である高血圧・脂質異常症・糖尿病・高尿酸血症などの生活習慣病がある人も、腎機能低下に注意すべきでしょう。

腎機能の状態を知る最も簡便な指標は、クレアチニンという物質が血液中にどれくらいの濃度で含まれているかを示す「クレアチニン値」です。クレアチニンは筋肉が新陳代謝する過程で生成される老廃物の一種で、通常なら腎臓を経由して体外に排泄されます。しかし、腎機能が低下すると十分に排泄されなくなって血中濃度（クレアチニン値）が上昇するため、腎機能のよし悪しを知る指標となるのです。

ただし、クレアチニン値が高いからといって直ちに慢性腎臓病と確定するわけではありません。尿検査や画像検査、臨床症状（むくみ・だるさなど）と組み合わせて、医師による総合的な判断により診断が下されます。

クレアチニン値と尿たんぱく、尿アルブミンから慢性腎臓病の重症度「ステージ」がわかる

慢性腎臓病の重症度は、❶**腎臓障害の程度と**、❷**腎機能（腎臓が老廃物をろ過して排泄する能力）**によって診断されます。

腎臓障害の程度は、腎臓の組織が障害されると尿中にもれ出る「**尿たんぱく**（**原疾患が糖尿病の場合は尿アルブミン**）」が重要な指標となります。障害が軽いほうから、**A1〜A3の3段階**があり、これを「**たんぱく尿区分**」といいます。

腎機能を示す指標は「**GFR（糸球体ろ過量）**」で示され、「**GFR区分**」といって、腎機能が高いほうから**G1、G2、G3a、G3b、G4、G5という6段階のステージ**があります。ただ、GFRを正確に求めるには蓄尿検査（尿を24時間ためる検査）が必要で、手間と時間がかかるため、一般に、**クレアチニン値を一定の計算式に当てはめて簡易的に推算する**「**eGFR（推算糸球体ろ過量）**」が用いられています。

次ページの表のとおり、腎臓障害の程度が大きく、かつ腎機能が低いほど、慢性腎臓病の重症度のステージが上がり、心血管病や末期腎不全のリスクが高くなります。

「腎機能測定ツール」（日本腎臓学会）
https://jsn.or.jp/general/check/
年齢・性別・クレアチニン値を入力すれば、どのステージか判定できる。

自分の病状をしっかり把握

慢性腎臓病の重症度分類

重症度は、原疾患（腎臓病のもとになった病気）別に、GFR 区分（縦軸）・たんぱく尿区分（横軸）を合わせたステージによって評価する。

■（緑）を基準として、■（黄）➡■（オレンジ）➡■（赤）の順に、ステージが上昇するほど、心血管病による死亡や末期腎不全のリスクが高くなる。

				たんぱく尿区分		
				A1	A2	A3
原疾患	糖尿病性腎臓病の場合	尿アルブミン定量（mg/日） 尿アルブミン／Cr比（mg/gCr）		正常	微量アルブミン尿	顕性アルブミン尿
				30未満	30〜299	300以上
	糖尿病性腎臓病以外（高血圧性腎硬化症、腎炎、多発性嚢胞腎、移植腎、不明、その他）	尿たんぱく定量（g/日） 尿たんぱく／Cr比（g/gCr）		正常	軽度たんぱく尿	高度たんぱく尿
				0.15未満	0.15〜0.49	0.50以上
GFR区分	G1	正常または高値	eGFR 90以上	緑	黄	オレンジ
	G2	正常または軽度低下	eGFR 60〜89	緑	黄	オレンジ
	G3a	軽度〜中等度低下	eGFR 45〜59	黄	オレンジ	赤
	G3b	中等度〜高度低下	eGFR 30〜44	オレンジ	赤	赤
	G4	高度低下	eGFR 15〜29	赤	赤	赤
	G5	高度低下〜末期腎不全	eGFR 15未満	赤	赤	赤

(注) 保険診療では、尿アルブミンの定量検査は糖尿病または糖尿病性早期腎症で微量アルブミン尿を疑う患者に対し、3ヵ月に1回にかぎり認められている。糖尿病の患者で、1+以上の明らかな尿たんぱくを認める場合は、尿アルブミン測定は保険で認められていないため、その場合は尿たんぱく定量検査を検討する。

（日本腎臓学会「CKD診療ガイドライン2023」より作成）

血液検査と尿検査は定期的に受ける

クレアチニン値からわかる腎機能値「GFR」が60を下回ることが3ヵ月続けば慢性腎臓病と診断

慢性腎臓病かどうかは、❶腎臓障害の程度（尿たんぱく・尿アルブミンの量）と、❷腎機能（GFR）を調べて診断します。

ただ、尿たんぱくなどは、激しい運動の後や発熱の後、強いストレスがかかったときなどに一過性で出ることがあります。また、クレアチニン値も、筋肉量の多い人や脱水時には高くなり、筋肉量の少ない人や妊娠中には低くなるなど、変動することがあります。

そのため、**日本腎臓学会の診断基準では、「❶明らかな腎臓障害」と「❷腎機能の低下」のどちらか、または両方が3ヵ月を超えて続く場合に、「慢性腎臓病の疑いあり」**としています。

慢性腎臓病の診断基準 *1

❶ 明らかな腎臓障害

尿・血液の検査、画像診断*2、症状などから、腎臓に障害が起こっていることが明らか。特に0.15g／gCr以上のたんぱく尿（30mg／gCr以上のアルブミン尿）がある。

❷ 腎機能の低下

GFR（糸球体ろ過量）が60mL／分／1.73m²未満である。

＊一般的には血清クレアチニン値、性別、年齢から推算したeGFR（推算糸球体ろ過量）を用いる。

どちらか、または両方が3ヵ月を超えて続く

↓

慢性腎臓病の疑い

＊1 「CKD診療ガイドライン2023」（日本腎臓学会）
＊2 腎臓超音波（腎エコー）検査、X線（レントゲン）検査、MRI（磁気共鳴断層撮影）検査、CT（コンピュータ断層撮影）検査などによる診断。

過去のクレアチニン値の逆数をグラフに書くだけで透析導入がいつになるか推測できる「腎臓寿命」書き込みシート

慢性腎臓病と診断されると、誰でも心配になるのが**病気の先行き**です。**腎機能が正常時の15%未満に低下し、末期腎不全になれば、失われた腎機能を補う腎代替療法（人工透析や腎移植など）が必要になる**からです。

また、慢性腎臓病では初期のうちは目立った症状が現れにくく、自分の腎機能とその将来像をイメージできない人も多いようです。そのため、つい「まだ大丈夫だろう」と油断して生活習慣の改善がおろそかになりがちです。現状のまま慢性腎臓病を放置するとどうなるかをイメージすることは、治療上、大変重要です。

そこで、**過去～現在のクレアチニン値をもとに「腎臓寿命」を推測し、自分の腎臓はいつまでもちそうかを「見える化」**してみましょう。簡単なグラフを書くだけで、将来、人工透析導入の可能性が高まる時期を予測することができます。

やり方は簡単で、クレアチニン値の逆数（1をクレアチニン値の数字で割った数値）をグラフに書き込んでいくだけです。例えばクレアチニン値が1・2であれば、

腎臓寿命グラフの書き方

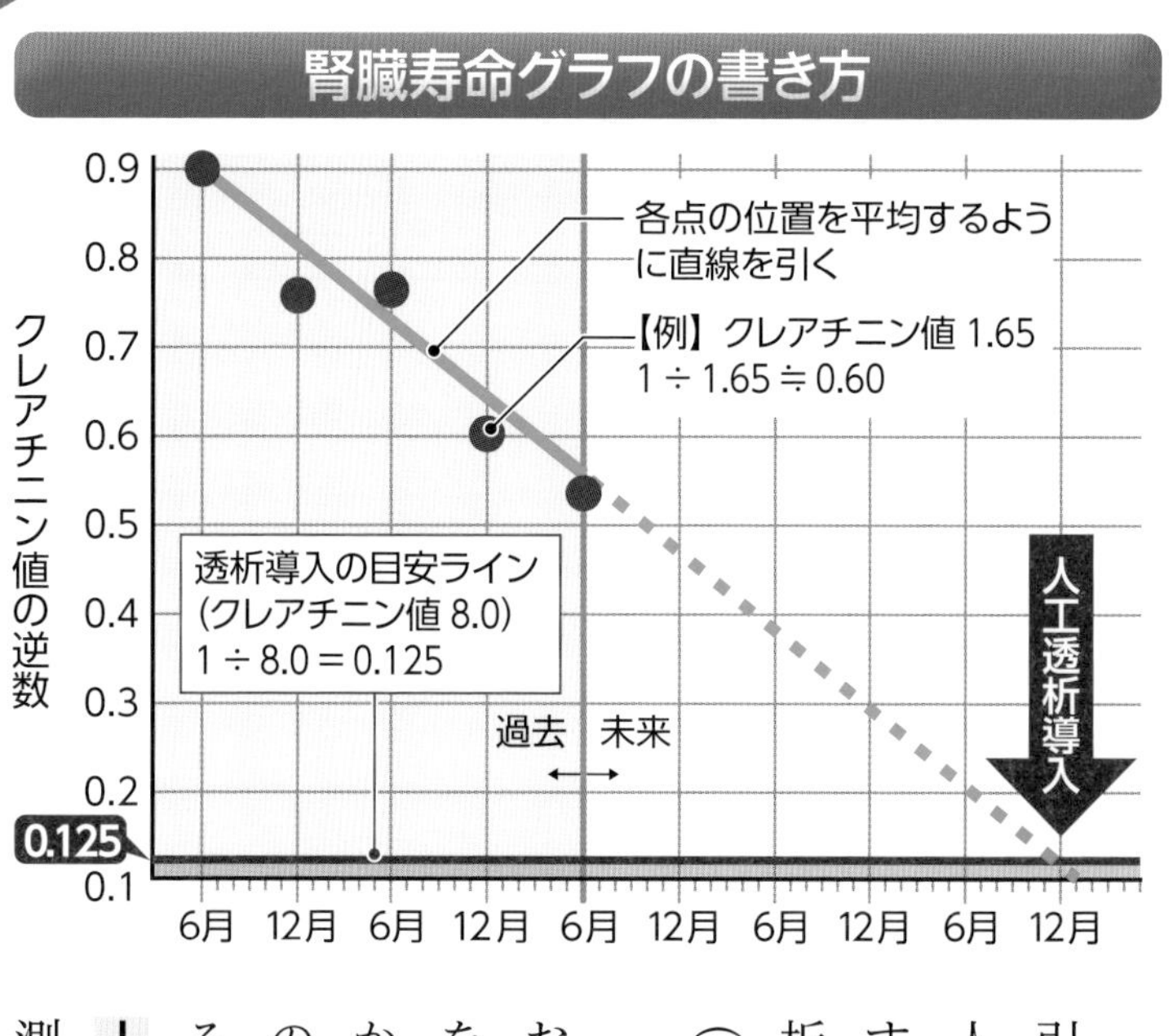

1を1・2で割ると、「0・83（小数点第3位を四捨五入）」です。こうして求めた数字を、測定日ごとに点で記していきます（図参照）。

その後、各点の位置を平均するように直線を引きます。直線が赤い線と交わったところが、人工透析導入の可能性が高い時期と推測できます。上図の赤い線は、クレアチニン値が人工透析導入の目安となる「8・0」になるところ（逆数で0・125になるところ）を表します。

腎機能がいったん損なわれると完全にもとどおりになることはない以上、残っている腎機能をそれ以下に低下させず、いかに長持ちさせるかが治療のカギです。その第一歩として、目分の腎機能の状態と将来の変化について正しく知ることはとても重要です。次ページの**「腎臓寿命シート」**に自分の数値を書き込み、腎臓寿命を予測してみましょう。

腎臓寿命シート

コピーしてご使用ください

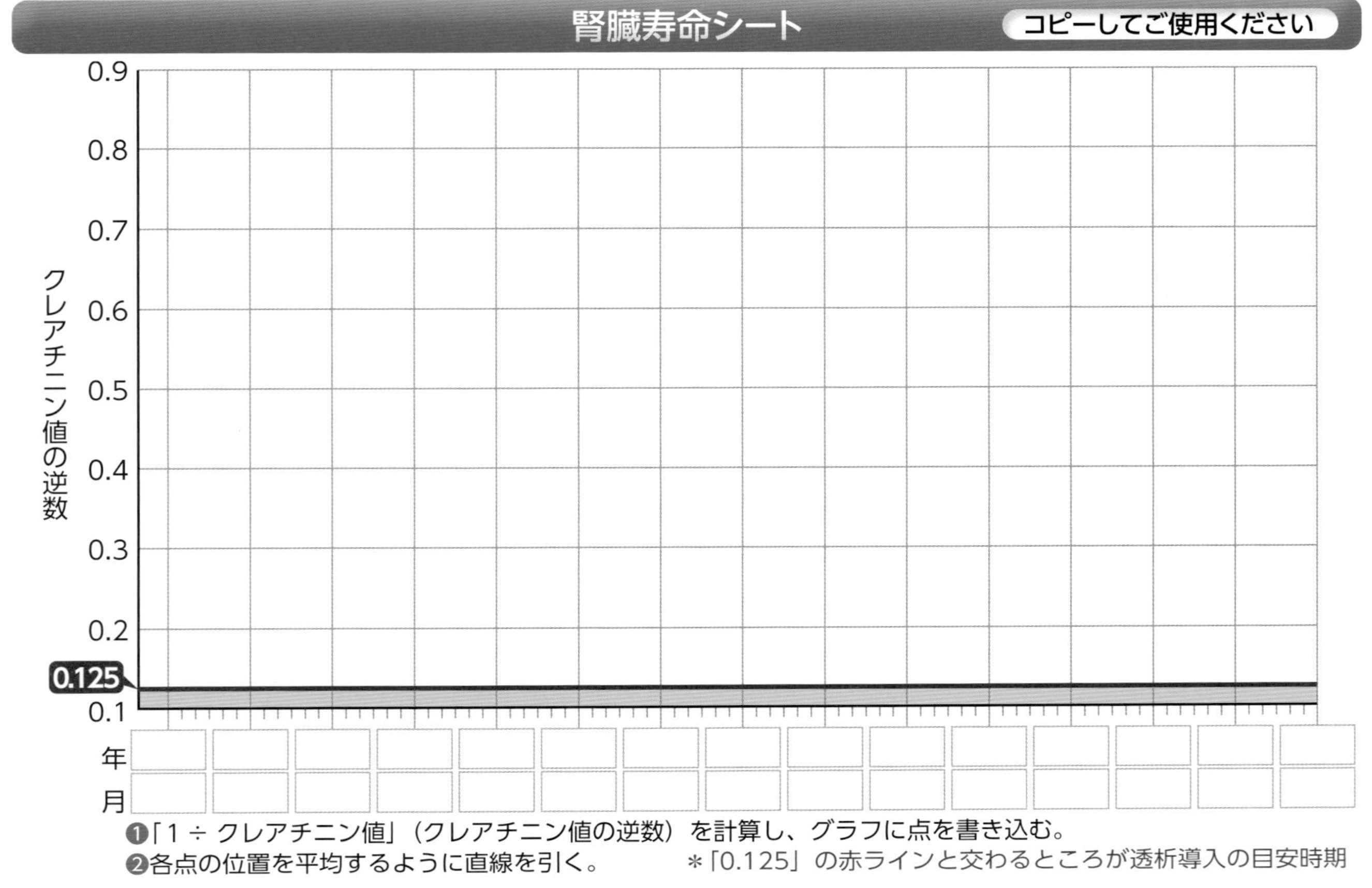

❶「1 ÷ クレアチニン値」（クレアチニン値の逆数）を計算し、グラフに点を書き込む。

❷各点の位置を平均するように直線を引く。

＊「0.125」の赤ラインと交わるところが透析導入の目安時期

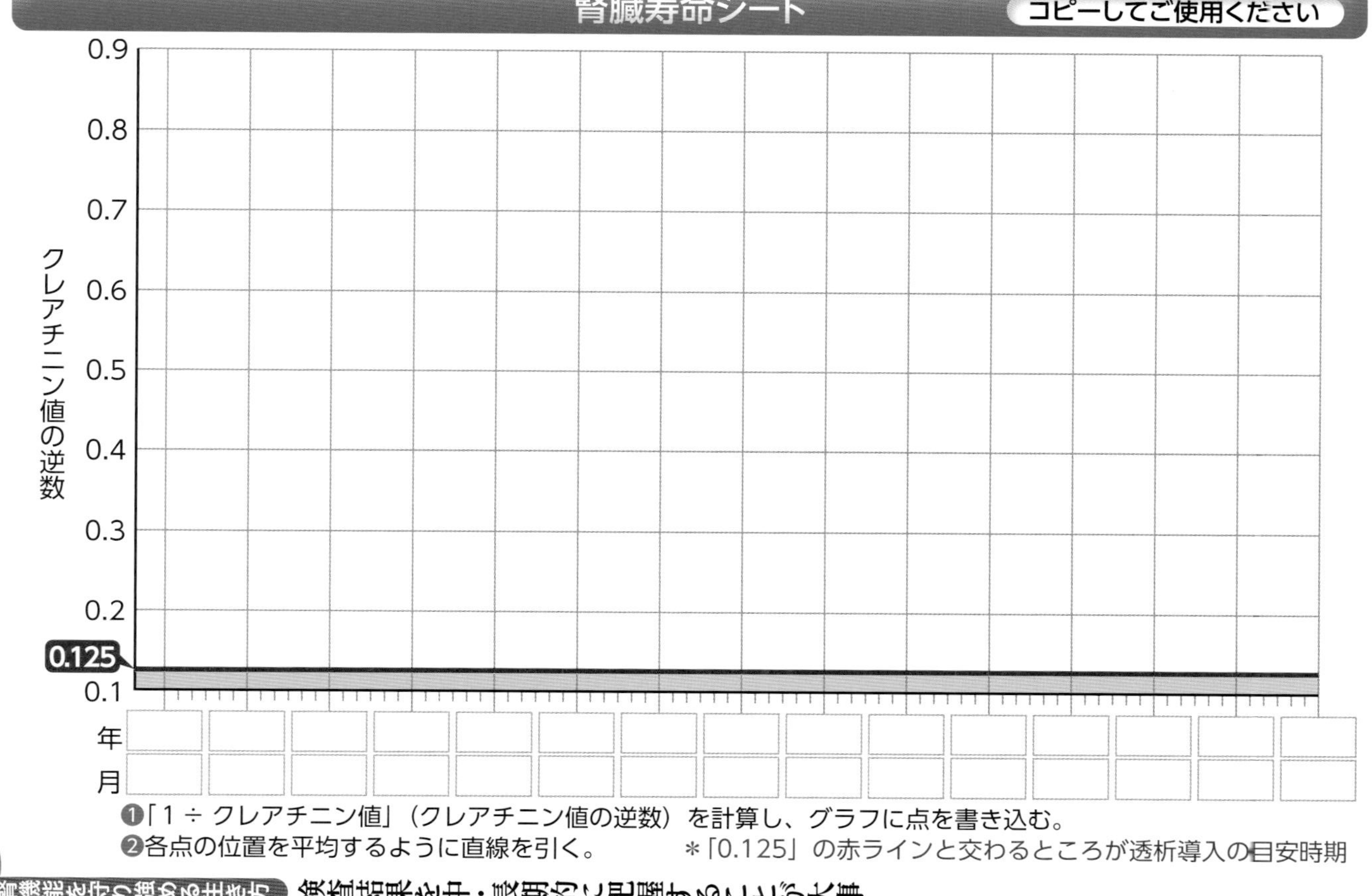

❶「1 ÷ クレアチニン値」（クレアチニン値の逆数）を計算し、グラフに点を書き込む。
❷各点の位置を平均するように直線を引く。　＊「0.125」の赤ラインと交わるところが透析導入の目安時期

腎臓寿命は現在までの生活を続けた場合の未来予想図で、生き方を変えれば腎臓は長持ちし透析導入も遠のく

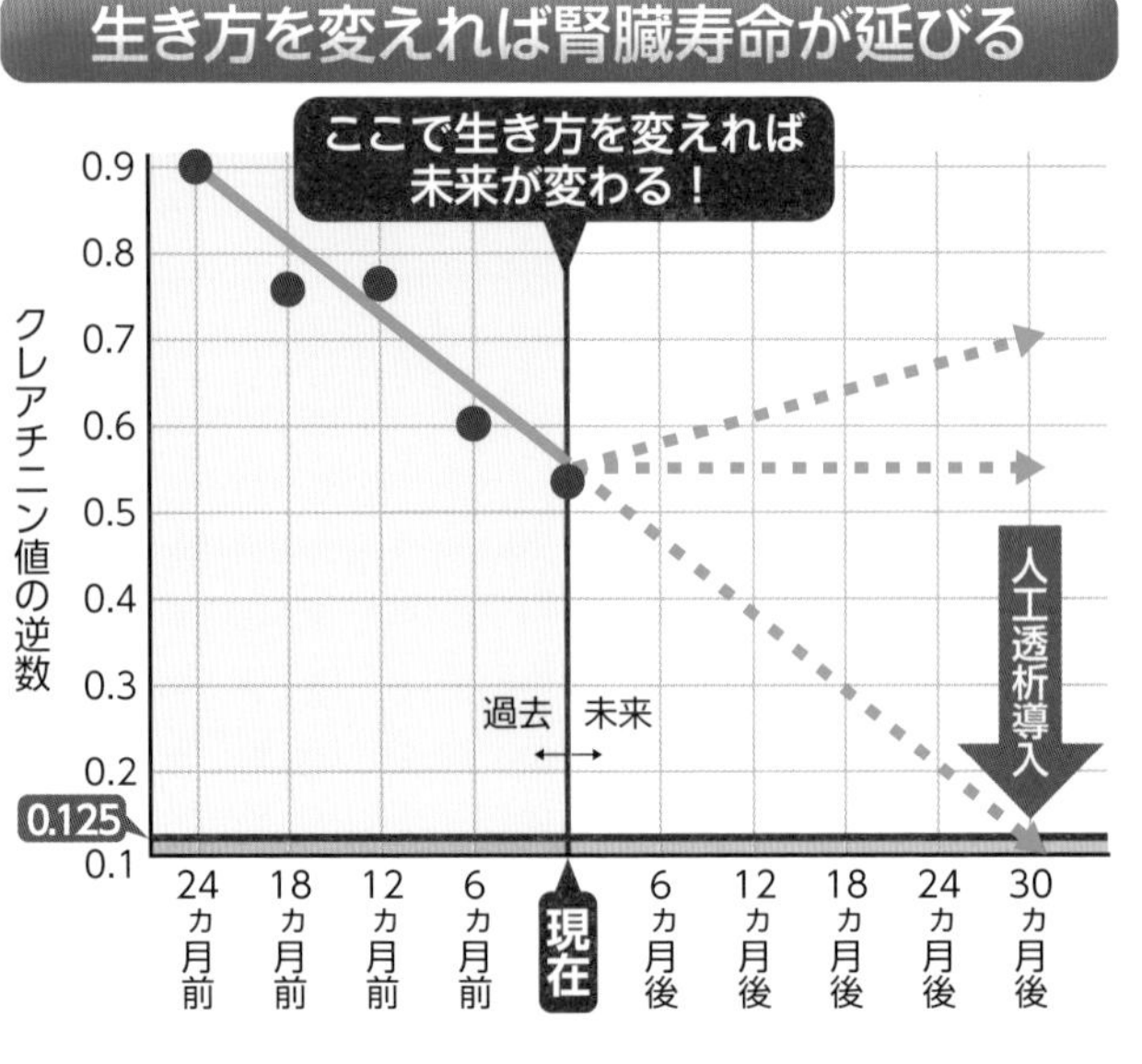

腎臓（じんぞう）寿命シートに自分のクレアチニン値の逆数を書き込んでみると、人工透析導入までの期間が思っていたより短くて、落ち込んだ人もいるでしょう。

しかし、これはあくまで予測です。**「もしも現在までと同じ生活を改めずに続けた場合」の未来予想図にすぎません。今、生き方を変えれば、未来を変えることは十分に可能です。**

上の図は、これまでの生活を変えるとどうなるかを示した図です。グラフの傾きが変われば、人工透析導入の時期が先に延びるのがわかるでしょう。生き方を変えれば、腎臓が長持ちし、人工透析導入の時期もどんどん遠のいていくのです。

腎臓寿命を知り自分の将来を具体的に想像できて初めて生き方をガラリと変え治療や生活改善に意欲的になる人が多い

病院で血液検査や尿検査をして、「クレアチニン値が○○、尿たんぱくが○○、eGFRが○○」という結果を断片的に数値で知らされるだけでは、今ひとつピンとこないという人が多いのではないでしょうか。

例えば、ある時点の検査でクレアチニン値が1・14だったとして、その後1・15→1・17→1・16→1・17と続いたとしたら、どうでしょう。数字を前回の結果と比べるだけなら、「まあ、毎回同じくらいかな」と感じてしまうかもしれません。

慢性腎臓病は初期のうちは症状がないことが多いのですが、腎機能の低下が進むと、徐々に、顔や手足がむくんだり、夜中に何度もトイレに起きたり、なんとなくだるさを感じたりといった症状が出てきます。しかし、「疲れかな」「年を取ったせい」「ゆうべ飲みすぎたからだろう」「最近寝不足だから」と原因をほかに求めてしまい、腎機能の低下を自覚できないことが多いのです。

ところが、検査で得たクレアチニン値をもとに、みずからの手で腎臓寿命のグラフを書いてみると、現実感が格段に違ってきます。何回か検査値を記録すると、グラフが徐々に右肩下がりで推移していくのが一目瞭然(りょうぜん)だからです。そして、人工透析導入になる可能性の高い**「腎臓(じんぞう)寿命」**が見えてきます。自分が歩んでいる道の先に何が起こるかを、経時的かつ具体的に想像することができるようになります。

実際、**腎臓寿命のグラフをつけてみて初めて、目が覚めたように、「このままではいけない」と治療に意欲的になる患者さんがおおぜいいます。**とりすぎていた塩分を控え、食べる量や食事の内容を変え、何かと言い訳をして吸いつづけていたタバコをやめ、ゴロゴロするのをやめて、ウォーキングをしたり体操を始めたりと、まさに「生き直す」かのように生活習慣を変え、その結果、元気いっぱいに腎機能を維持できるようになる患者さんが少なくありません。

まさに今、**生き方を変えれば、そこから先はグラフの傾きが緩やかになります。それればかりか、やり方しだいでグラフは水平にもなります。**病状によっては、**右肩上がりにすることも不可能ではありません。つまり、生涯人工透析なしで、腎機能を維持することもできるのです。**慢性腎臓病と診断され、「どうせ将来は人工透析だ」と暗い思いにとらわれている人も、生き方を変えれば、将来は決して坂道を下るばかりではないことを、ぜひ知ってほしいと思います。

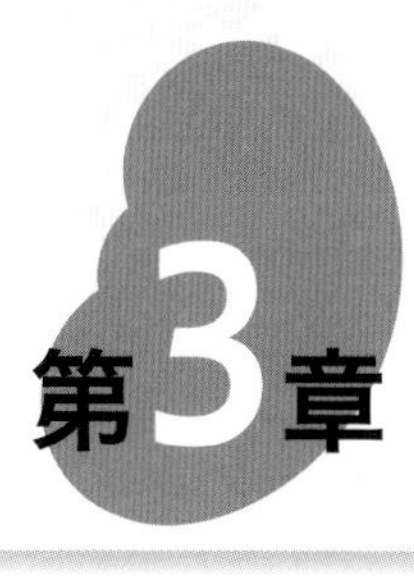

腎臓寿命を延ばして透析・心筋梗塞・脳卒中を防ぐ「9大指標」活用の「PDCAケア」

慢性腎臓病との闘いは長期戦！「我慢するだけ」「無理するだけ」の食事・運動療法では長続きせず三日坊主で悪化の一途

慢性腎臓病（じんぞう）という診断に焦り、いきなり塩分を極端に減らした食事にしたり、厳しい目標を立てて運動を始めたりしても、なかなか長続きしないものです。それは、単に意志が弱いからではありません。「我慢するだけ」「無理するだけ」の食事・運動療法はそれ自体がストレスになり、苦痛から逃れたいという気持ちが働くからです。

慢性腎臓病の治療は長期戦になります。三日坊主では腎機能の改善は望めず、悪化の一途をたどりかねません。**大切なのは、無理なく続ける方法**を見つけることです。最初からハードルを高くせず、ごく小さな目標を立てたり、何かほかの楽しみとセットで行える方法を考えたりしながら、**自然体で淡々と始めるのがコツ**です。

例えばウォーキングなら、やみくもに歩くのではなく「あの公園を見に行ってみよう」と小さな冒険を楽しむとか、減塩ならまずはみそ汁を1日1杯にして、実行できたらカレンダーに花丸をつけるといった方法で、「楽しかった」「できた」と感じられるような**成功体験を少しずつ積み重ね、徐々にレベルアップ**していきましょう。

どんな出来事もいいほうに解釈

診断されても大丈夫！「このまま生きると危険」と早期に気づけてラッキーと前向きに考えるのが肝心

慢性腎臓病と診断され、「一度悪くなった腎機能はすっかりもとどおりになることはない」と聞くと、気落ちしてしまう人が少なくありません。しかし、気落ちしてばかりいては、かえって腎機能が低下してしまいます。**気分的な落ち込みなど、ストレスから生まれる「活性酸素」も、腎臓を傷つける原因**になるからです。活性酸素は体内で異物を攻撃する免疫物質として働きますが、増えすぎると攻撃力が強まり細胞を傷つけて炎症を起こします。そのため、私たちの体に、活性酸素から体を守るしくみが備わっていますが、あまりにたくさんの活性酸素が作られると防御が追いつかず、活性酸素の害のほうが上回ってしまいます。この状態を**「酸化ストレス」**といい、これによって腎臓のタコ足細胞（46ページ参照）や毛細血管が傷つけられてしまうのです。

また、ストレスを感じると自律神経（意志とは無関係に血管や内臓の働きを支配する神経）のうち交感神経（心身を活動的にする神経）が優位になります。すると血管が収縮して血圧が上昇、腎臓の輸入細動脈（糸球体の入り口の血管）に過剰な圧力がか

慢性腎臓病になると心血管病の発症率が上昇

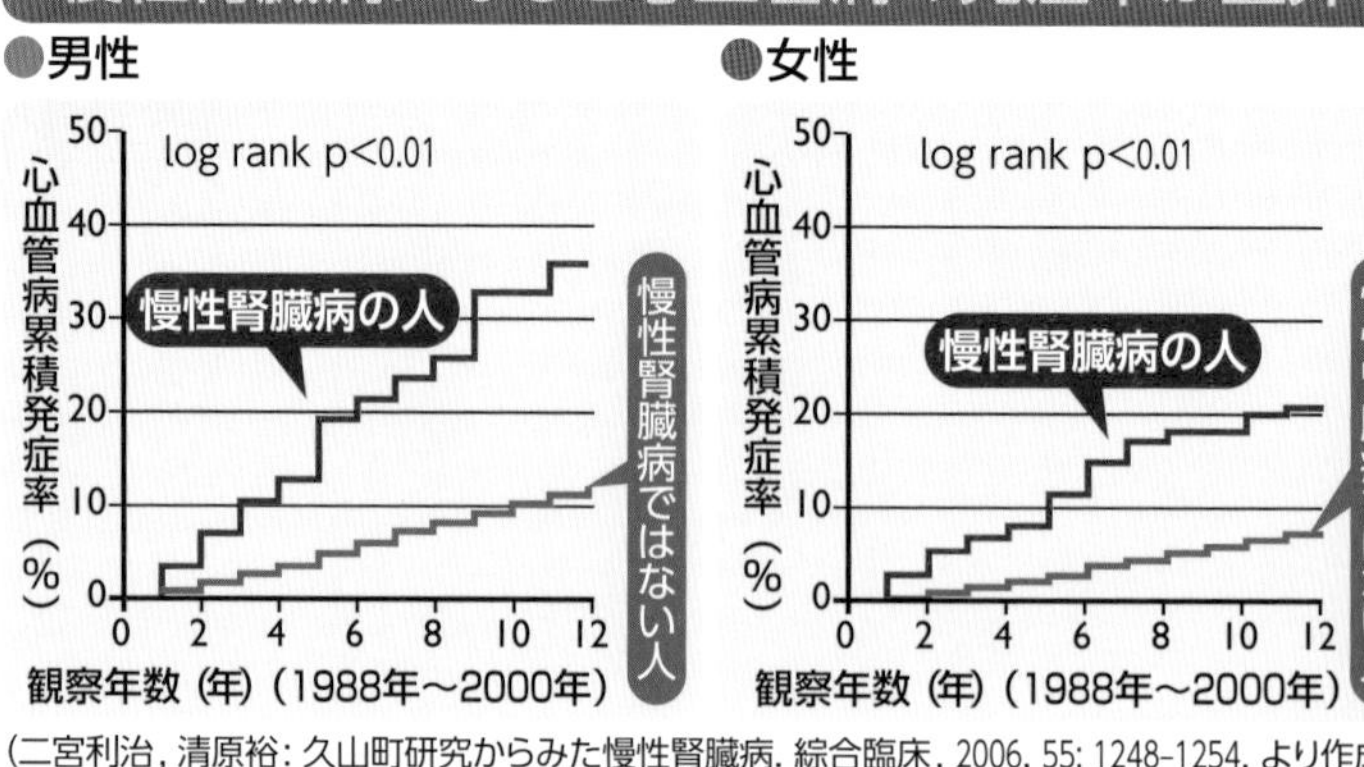

（二宮利治，清原裕：久山町研究からみた慢性腎臓病．綜合臨床，2006, 55: 1248-1254. より作成）

かってタコ足細胞がはがれ、腎機能が低下してしまいます。

つまり、**ストレスは慢性腎臓病の大敵**です。したがって、慢性腎臓病と診断されたからといって落ち込んで嘆きつづけるのは得策ではありません。診断を受けて、いわば「このままの生き方を続けていくと危険」という黄信号が灯ったわけですが、それもとらえ方しだいです。

慢性腎臓病の人はそうでない人に比べ、心血管病（心筋梗塞や脳卒中など）を発症するリスクが高まります（上図および28ページの表参照）。自分が慢性腎臓病と知らずに放置することは、赤信号の交差点にみずから突っ込んで事故（心血管病）を起こし、命を危険にさらすようなものです。**早い段階で気づいて立ち止まることができたことを、むしろ「ラッキー」と前向きに考えましょう。**

生活習慣を見直して生き方を変え、腎機能を維持していけば、ほかの病気になるリスクも減り、「一病息災」の人生も可能になるのです。

自分の病状は客観的・俯瞰的に管理

慢性腎臓病の改善にはPlan（計画）→Do（実行）→Check（評価）→Act（改善）のPDCAケアが重要

長期にわたってモチベーションを維持しながら、慢性腎臓病の治療を続けるには、患者さん一人一人に合わせた計画が必要です。腎臓の状態はもちろん、仕事をしているか、糖尿病などの合併症はあるか、誰が食事を作っているか、外食が多いかなど、患者さんの生活状況はさまざまで、画一的な計画を立てても現状に合いません。

そこでおすすめなのが「PDCAケア」です。これは、一人一人に合う「計画」を自分で立て、「実行」してみて、その結果を「評価」したら、評価に基づく「改善」を行い、また計画するという「試行錯誤」を、誰でも簡単に、効率よく行うことができるメソッドです。

企業の生産現場などで用いられる改善方法であるPDCAサイクル*を応用したもので、Plan（計画）→Do（実行）→Check（評価）→Act（改善）をくり返しながら、治療方法を自分に最適な形に改善していくことができます（次ジペー参照）。

PDCAサイクル

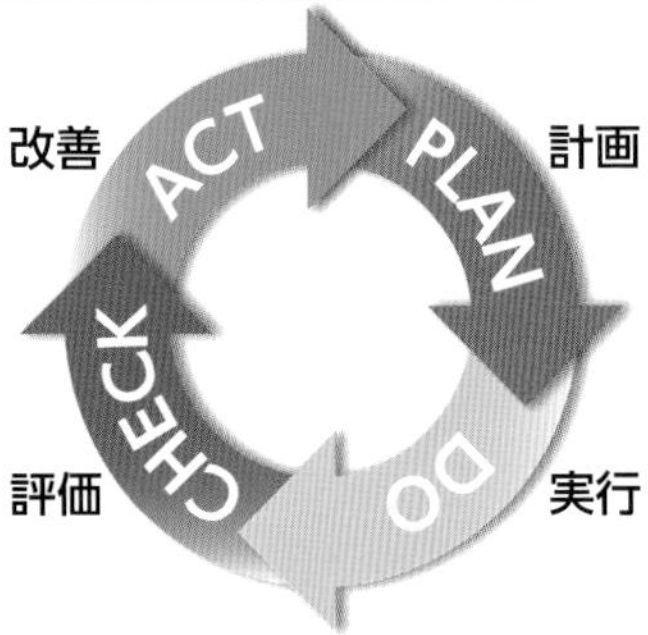

＊生産現場や会社業務で継続的な効率化を行うトヨタの「カイゼン」もこれをもとにしている。

PDCAケアは腎臓寿命と9大指標を活用しながら腎機能と生き方を長期管理する新発想の改善メソッド

慢性腎臓(じんぞう)病のPDCA(ピーディーシーエー)ケアの具体的な取り組み方を紹介しましょう。

まず、準備として、32ページの「腎臓寿命シート」に自分の過去のクレアチニン値の逆数を記していき、このまま行けば、いつごろ人工透析導入の可能性が高まるかを確認します。いわば自分の**腎臓寿命の「Xデー」**ですが、これは確定ではありません。PDCAケアを行うことで腎機能を維持すれば、Xデーはどんどん先へ先へと遠のいていきます。

次に、**「BMI*（体格指数）」「禁煙」「食塩」「血圧」「血糖値」「脂質」「カリウム」「たんぱく質」「尿酸」の9大指標**（第5章参照）をチェックし、これまでの生活習慣を振り返ります。そのほかにも、飲酒する機会が多い、夜ふかしが多いといった反省点があれば、リストアップしておくといいでしょう。

❶目標を設定（Plan）

目標を設定します。例えば「禁煙」で、いきなり1日0本が難しいなら、当面の目標本数を具体的に決めましょう。血液・尿検査の検査値の目標は担当医と相談するか、基準値

＊Body Mass Index：肥満度の国際的な指標。

を参考に決めるか、現状より改善させることを目標とします。

❷実際にやることを決めて行う（Do）

❶の目標を達成するために、実際にやるべきことを決めます。例えば「1日5000歩歩く」「タバコを吸いたくなったら深呼吸を3回」など、行動をなるべく具体的に決め、そのとおりに行います。

このとき、心に決めるだけでなく文字にしておくと忘れにくく、行動に移しやすくなります。例えば、**紙に書いて壁に貼**（は）**り出す**といった方法もおすすめです。

❸評価する（Check）

次の診察で血液・尿検査の結果が出たら、検査値を記録し、目標が達成できたかを評価します。腎臓寿命シートにも、最新のクレアチニン値を書き込みましょう。

❹改善策を考える（Act）

❸を踏まえて改善する方法を考え、新たな目標を設定します。

PDCAケアの❶〜❹のサイクルを行うのは、1回かぎりではありません。前回のサイクルから導いた改善策を次回のサイクルで目標とし、何度もくり返していきます。そうすることで、生き方と腎機能を長期にわたって管理することができ、おのずと腎機能を長持ちさせることにつながります（次ページの図参照）。

腎機能をよくするのも悪くするのも自分しだい

PDCAケアの例

準備-1　腎臓寿命グラフを書く

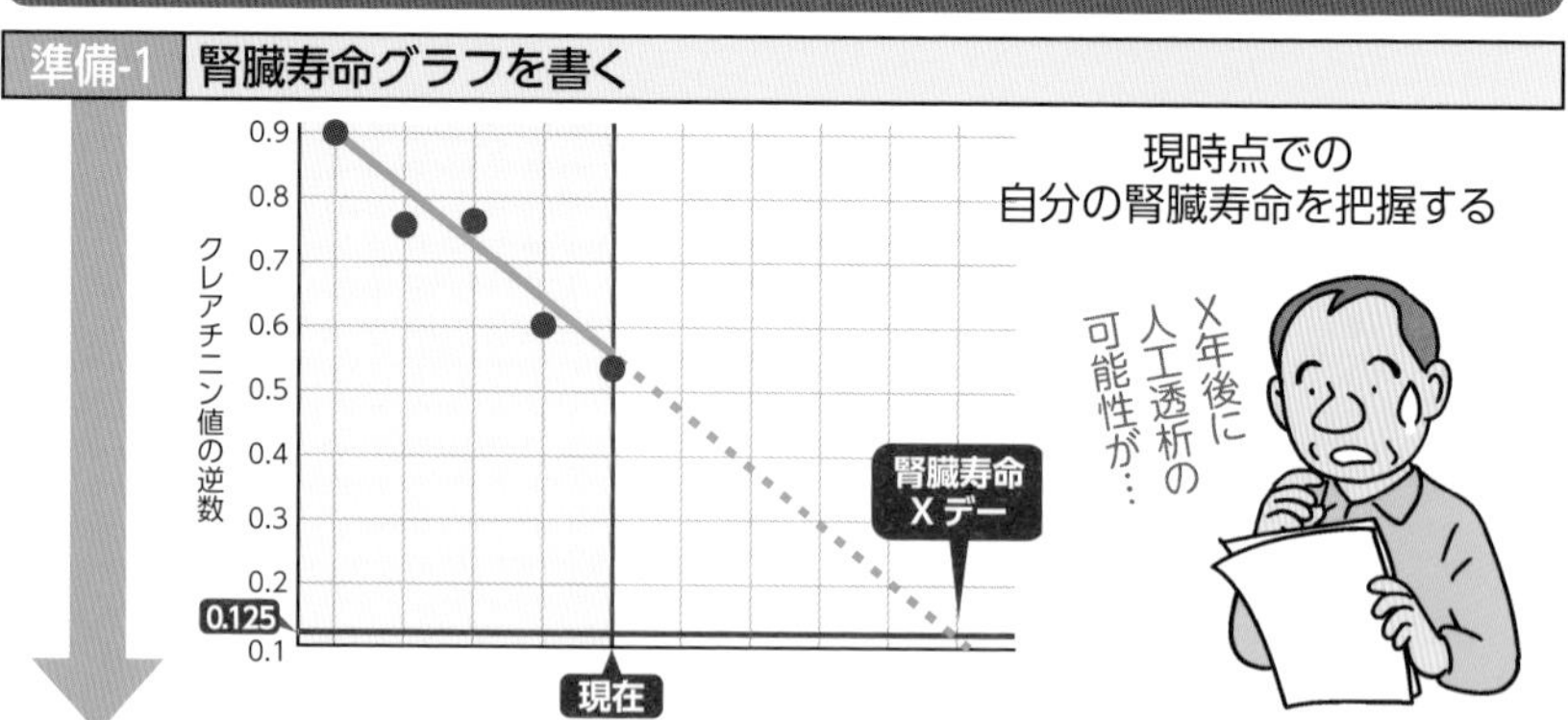

準備-2　9大指標をチェックしてこれまでの生活を振り返る

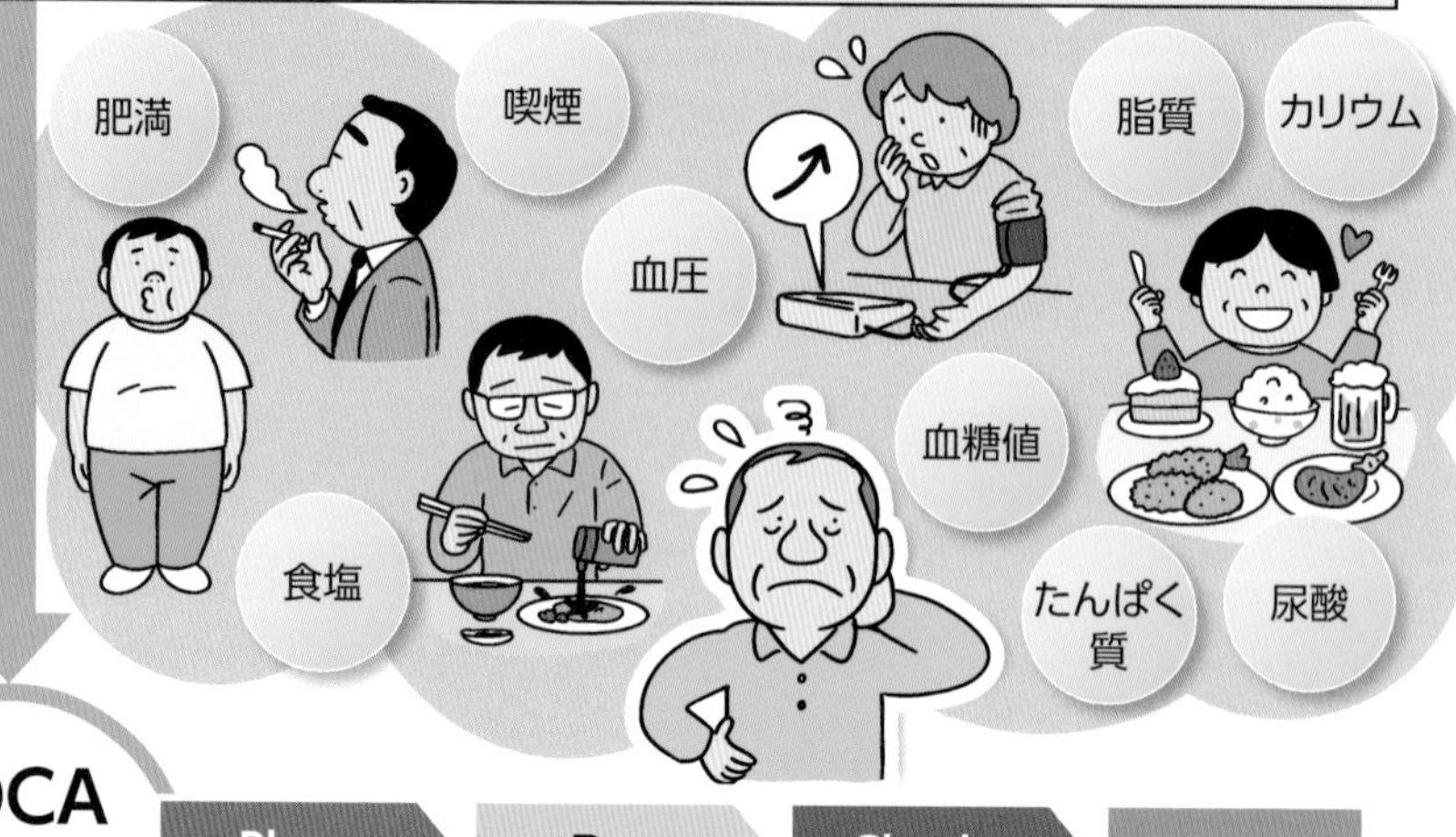
肥満
喫煙
血圧
脂質
カリウム
血糖値
食塩
たんぱく質
尿酸

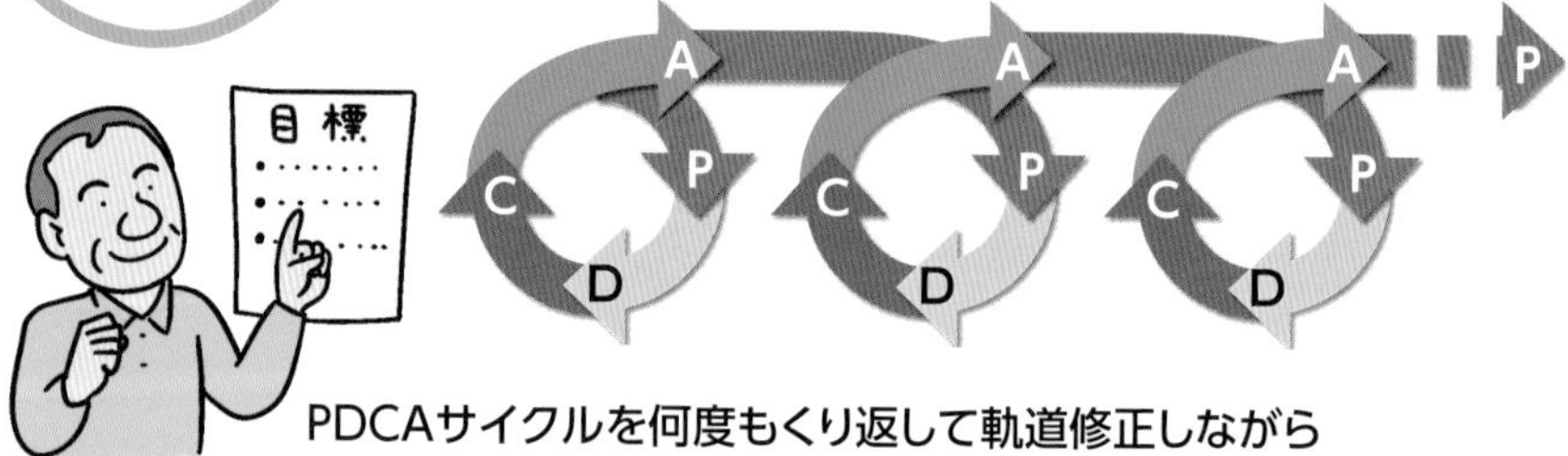

PDCAサイクルを何度もくり返して軌道修正しながら
生き方と腎機能を長期管理していく

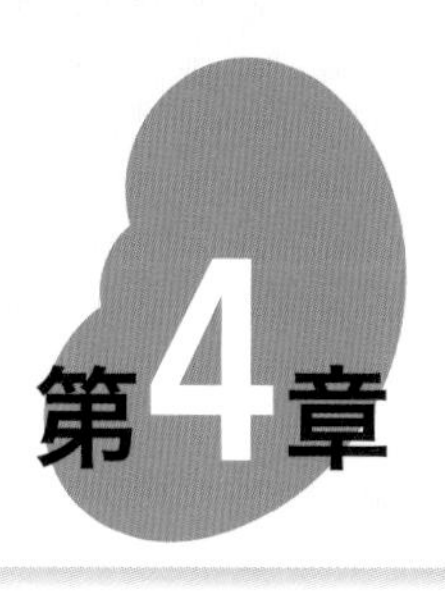

第4章

ＰＤＣＡケアで重要なのはまず腎臓の働きの具体的なイメージで血液をろ過する「タコ足細胞」をいかに守るかがカギ

重さ130ムグラの腎臓が毎分1・2リットルの血液を休まず浄化。主役は毛細血管が集まる糸球体に張りつくタコ足細胞

腰部の左右に1つずつある腎臓（じんぞう）の重さは、個人差はありますが、1個当たり約100～130ムグラ。大きさは握りこぶし程度で、人体の中では比較的小さな臓器です。そんな小さな腎臓に、心臓から送り出される血液の20～25％、実に毎分1・2リットルの血液が流れ込んでいます。これは、血流量の多い脳と同等かそれ以上の量です。

腎臓が24時間休みなく働くおかげで、血液中の老廃物が尿として排泄（はいせつ）され、体内の水分や電解質、酸・アルカリのバランスが保たれます。腎臓は、実にまじめな働き者といえるでしょう。

1個の腎臓の中には、糸球体という毛細血管の塊が約100万個もあり、表面には、タコのようにたくさんの足を伸ばし、からみ合うように**「タコ足細胞（糸球体上皮細胞）」**が張りついています。タコ足細胞はちょうどコーヒーのドリップ用フィルターのような働きをする、血液浄化の主役です。

糸球体表面のタコ足細胞

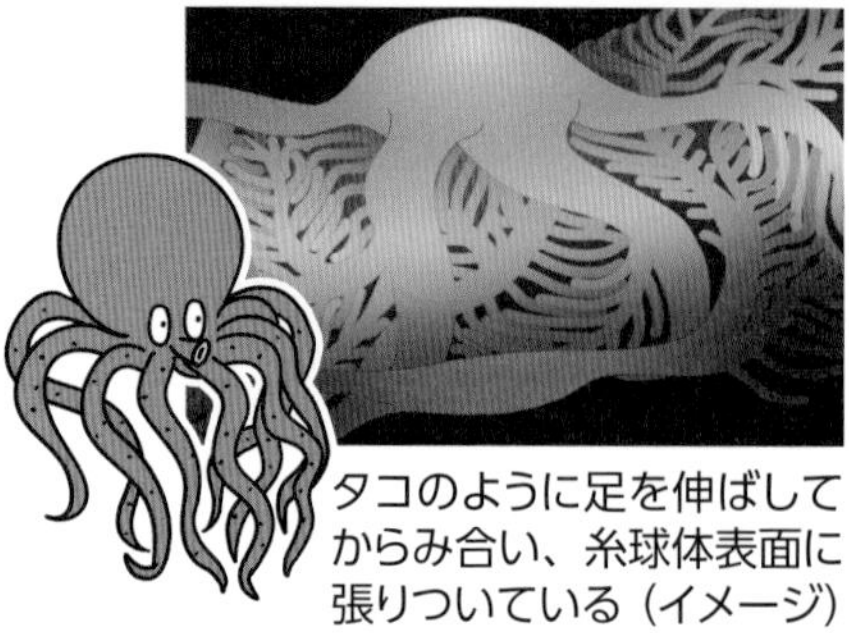

タコのように足を伸ばしてからみ合い、糸球体表面に張りついている（イメージ）

高血糖で血管が傷み高血圧で血流が激しいとタコ足細胞は次々はがれ血液浄化が停滞し尿毒症につながり命の危険

血液のろ過を行うには、血管の外へ水分を押し出すための圧力が必要なため、腎臓(じんぞう)の糸球体の毛細血管は、もともと、通常の毛細血管に比べて血圧が高いという特徴があります。通常、動脈側の毛細血管の血圧が35ミリ程度なのに対し、糸球体の毛細血管の血圧は40～50ミリ程度です。

高血圧が続いて糸球体の毛細血管に過剰な圧力がかかると、どうなるでしょうか。糸球体に張りついていた**タコ足細胞**が、圧力に耐えきれずに次々とはがれてしまいます。すると、血液をろ過して浄化するフィルターの目が粗くなってしまい、通常ならこし取られるはずの、大きな分子サイズのたんぱく質が尿中にもれ出てしまいます。これが**たんぱく尿**です。さらに、もれたたんぱく質自体が腎臓の組織を傷つけ、腎機能に悪影響を与えることもわかっています。このほかにも、高血糖で血液中にブドウ糖が増えすぎると、血管壁を傷つけたり血管の細胞が変質したりします。高血圧や高血糖による動脈硬化で糸球体の毛細血管の柔軟性が失われれば、さらに腎臓のろ過機

高血圧・高血糖でタコ足細胞がはがれるしくみ

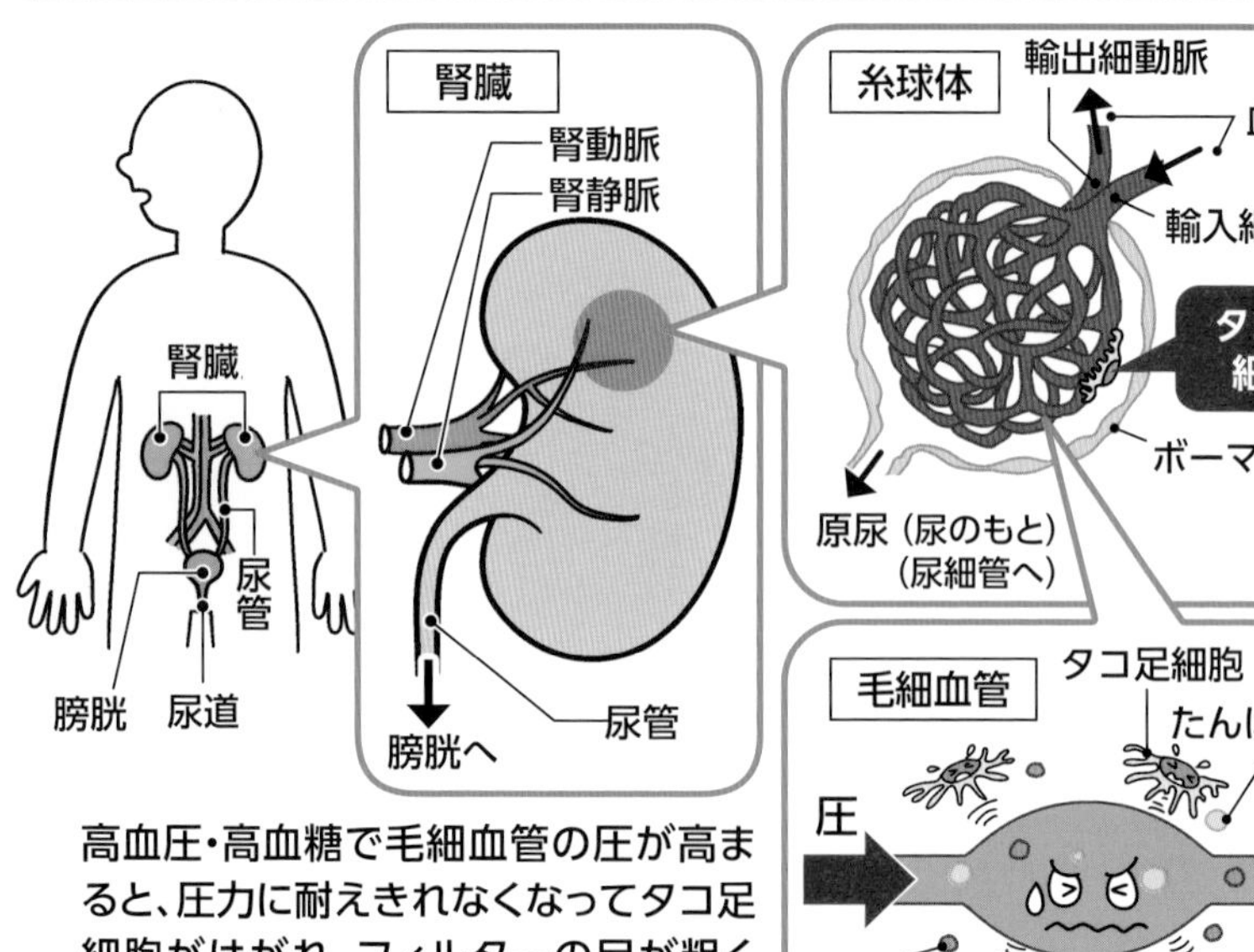

高血圧・高血糖で毛細血管の圧が高まると、圧力に耐えきれなくなってタコ足細胞がはがれ、フィルターの目が粗くなって血液中のたんぱく質が流出する

能が低下します。

高血圧や高血糖で、タコ足細胞がはがれたり、毛細血管に動脈硬化が起こったりしても、初期には自覚症状がありません。しかし、放置して悪化すれば、**尿毒症**につながる危険が出てきます。尿毒症とは、腎機能が著しく低下して老廃物を排泄（はいせつ）することができなくなることから全身に起こる症状*の総称です。脳に影響が及べば頭痛やけいれん、手足のマヒ、意識障害や錯乱、昏睡（こんすい）、心臓では心不全、肺に影響が及べば呼吸困難に陥る可能性もあります。視力障害や網膜症などの目の症状、かゆみなどの皮膚症状のほか、倦怠（けんたい）感やむくみといった全身症状も生じ、重症になると、数日～数週間で死に至る恐れもあります。

*脳・神経・心臓・肺・消化器・内分泌系・目・血液・皮膚のほか、全身の倦怠感、むくみなど。

腎臓も生き物。働くには酸素が必要

適度な血流を保ちながら酸素を十分にタコ足細胞に送り負担を減らせば、腎機能の維持・改善は十分可能

腎(じん)機能を保つために大切な**タコ足細胞**ですが、残念ながら、いったんはがれるともとに戻ることはありません。ただ、今残っているタコ足細胞がそれ以上はがれないよう、また、残ったタコ足細胞が元気に働くことができるようにすれば、腎臓の糸球体のフィルター機能を保ち、腎機能を維持・改善することは十分に可能です。

タコ足細胞に過剰な負担をかける高血圧、タコ足細胞や毛細管の細胞を劣化させる高血糖をさけるには、塩分やカロリーを適正に保つ、**食事の改善**が欠かせません。

もう一つ大切なのが、**適度な運動**です。運動をすると血圧が上がって、タコ足細胞によくないのではと思うかもしれませんが、そうではありません。運動で血流がよくなると十分な**酸素が供給**され、タコ足細胞が活性化します。また、スムーズな血流によって輸出細動脈（糸球体の血液の出口）が大きく開いたり、NO*(エヌオー)（一酸化窒(ちっ)素）が増えて血管が拡張されたりするため、毛細血管の圧力が下がってタコ足細胞の負担が減り、タコ足細胞がいきいきと働くのに役立つと考えられます。

＊血流が増えると血管の内膜表面がこすられる力が加わり、この刺激で酵素が働き、NOが合成される。NOには血管拡張作用、血圧・血流の調整、炎症抑制、免疫力強化などの働きがある。

コラム

「腎臓寿命の低下直線を外れなければOK」の従来型医療から早期発見と早期治療で改善をめざす積極医療にシフト中

ふた昔前の慢性腎臓病の治療は、どんなものだったでしょうか。「慢性腎臓病では時間とともに腎機能が低下していくのを止められない」という考えが、医師の間でも「常識」だった時代のことです。

慢性腎臓病の患者さんが運動をすると尿たんぱくが増えることから、運動はとにかくよくないものとして制限され、「安静第一」を指導されるのが一般的でした。治療といえば、むくみや倦怠感などの尿毒症症状（48ﾍﾟｰｼﾞ参照）を抑える対症療法が中心でした。

医師たちは、腎臓寿命のグラフ（31ﾍﾟｰｼﾞ参照）で書いた直線から検査値が大きく外れないこと、つまり、急激な病状の悪化さえ起こらなければ、治療は成功していると考えていたのです。

私は腎臓専門医として、そのような状況にかねてから疑問を抱いていました。「目の前の患者さんが弱っていくいっぽうなのに、腎臓寿命のグラフから外れないだけで治療は成功とはとてもいえない」と思ったのです。そこで、「慢性腎臓病では運動をしてはいけない」という「常識」を疑ってみたのです。

さまざまな実験や臨床でのデータの積み重ねを経て、この常識は覆りました。慢性腎臓病の患者さんが運動すると尿たんぱくが出るのは一過性であり、**適度な運動こそ慢性腎臓病を改善する確かな効果があることがわかったのです。すでに人工透析を受けている患者さんも、軽い運動を行うと透析の効率がよくなることもわかりました。**

現在では、腎臓寿命のグラフは、昔とは別の意味を持つものになっています。「現在のまま進めば、将来は腎機能がここまで低下する」と示すことによって**「現在」の生き方を修正し、「未来」を変えていく、積極医療のためのツール**となったのです。

早期発見・早期治療をすれば、医師と患者さんの二人三脚で、腎臓寿命のグラフの角度をゆるやかなものにしたり、上向きにすることも可能——現代の慢性腎臓病の治療は、すでにそんな方向にシフトしています。

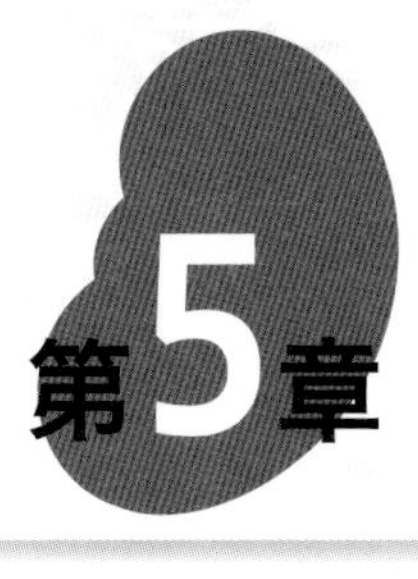

第5章

腎臓の大事なタコ足細胞を守り腎機能を維持・改善するPDCAケアに不可欠の9大指標チェック

慢性腎臓病はたんぱく尿・血尿のほか高血圧・高血糖・脂質異常・喫煙で重症化するため危険因子の排除が急務

慢性腎臓病かどうかを調べる方法として、**たんぱく尿と血尿**の検査があります。たんぱく尿では尿にたんぱく質が、血尿では尿に赤血球がもれ出ます。たんぱく尿は、腎臓の障害以外にも、「生理的たんぱく尿」といって、肉を大量に食べた後、激しい運動や発熱の後、強いストレスがかかったときなどに一過性で出る場合もあります。血尿も、尿路結石や膀胱炎が原因の場合もありますが、慢性腎臓病では、たんぱく尿と血尿が同時に見られることが多いものです。

たんぱく尿では、排尿時に尿が泡立つことがありますが、初期のうちは目立ちません。一方の血尿も、赤い血の色をした尿が出るとはかぎらず、初期のうちは顕微鏡検査で初めて判明することもあります。

慢性腎臓病の初期では、これといった自覚症状がないため、健康診断でたんぱく尿や血尿を指摘されても放置しがちですが、これらは腎機能の低下を知らせるシグナルなので、**なるべく早い段階で受診すべき**です。

大事な腎臓を傷める危険因子をとにかく排除

血液をろ過して浄化する腎臓の毛細血管のフィルターは目が細かいため、通常であれば、分子サイズが大きいたんぱく質や赤血球が尿中にもれ出ることはありません。ところが、糸球体の毛細血管の表面に張りついて血液の浄化を担っている**タコ足細胞**（46ページ参照）がはがれてしまうと、フィルターの目が粗くなり、本来ならこし取られるはずのたんぱく質が尿中にもれ、また、糸球体の毛細血管が一部壊れると赤血球がもれ出てしまいます。

タコ足細胞がはがれ落ちるのは、**高血圧**で腎臓の糸球体の毛細血管に過剰な圧力がかかることが大きく影響します。高血圧のほかにも、**高血糖**、**脂質異常症**や**喫煙**の影響で血管の細胞が傷ついたりすることも、腎臓のろ過機能の低下に拍車をかけ、たんぱく尿・血尿の原因となります。さらに、たんぱく尿は腎臓の障害の結果として現れるだけでなく、それ自体が腎機能を悪化させる原因にもなることがわかっています。分子の大きなたんぱく質が糸球体の外にもれ出ると、[*1・2・3]間質（糸球体や尿細管を取り巻く組織）にダメージを与えて糸球体全体を硬化させたり、もれ出たたんぱく質が再吸収されるさいに尿細管の細胞を傷つけたりすることが報告されています。

したがって、**たんぱく尿・血尿・高血圧・高血糖・脂質異常症**などがあれば放置せず、**急いで危険因子を排除する必要**があります。次ページからその方法を説明します。

1. Caruso-Neves, C., et al. : PKB and megalin determine the survival or death of renal proximal tubule cells. Proc. Natl. Acad. Sci. U.S.A. 103 : 18810-18815, 2006.　2. Birn, H. et al. : Renal albumin absorption in physiology and pathology. Kidney Int. 69 : 440-449, 2006.　3. Motoyoshi, Y., et al. : Megalin contributes to the early injury of proximal tubule cells during nonselective proteinuria. Kidney Int. 74 : 1262-1269, 2008.

日々チェックすればPDCAケアがうまくいき、生き方の改善ポイントも見つかる慢性腎臓病の9大指標

腎臓（じんぞう）の糸球体で血液浄化に重要な役割を果たすタコ足細胞（46ページ参照）を守り、腎機能を維持・強化するには、みずからPDCA（ピーディーシーエー）ケア（41ページ参照）を実践して、**生き方を変えていくことが重要**です。

PDCAケアを進めるさいの羅針盤となるのが、**「BMI・禁煙・食塩・血圧・血糖値・脂質・カリウム・たんぱく質・尿酸」の9大指標**です。いずれも腎機能の維持・改善のために欠かせないものです。

❶**BMI**（体格指数）……肥満に伴う高血圧・高血糖のほか、脂肪細胞から分泌（ぶんぴつ）される物質から**「肥満関連腎症」**（57ページ参照）になることもあるため、管理が必須（ひっす）です。

❷**禁煙**……高血圧や動脈硬化の原因となるタバコは、腎臓に悪影響を及ぼします。慢性腎臓病の喫煙者は**禁煙が急務**です。

❸**食塩**……減塩は慢性腎臓病の食事療法の重要なポイントです。**減塩するだけで高血圧や尿たんぱくの検査値が改善したり、むくみが軽減したりする効果**があります。

❹**血圧**……高血圧は糸球体にダメージを与えて慢性腎臓病を悪化させるほか、**心血管病のリスク**を高めるため、適正な血圧コントロールが必要です。

❺**血糖値**……高血糖が続くと**腎臓の毛細血管が傷つく**ほか、動脈硬化の原因となって腎機能を低下させるため、適正値にコントロールする必要があります。

❻**脂質**……血液中の過剰な脂質（LDLコレステロールや中性脂肪）が血管壁にたまると、動脈硬化が進みます。**腎臓の糸球体の毛細血管も傷つく**ので、主に食事の管理で適正に保つことが重要です。

❼**カリウム**……腎機能が低下すると起こりやすい高カリウム血症（血液中のカリウム濃度が異常に上昇した状態）は**不整脈**の原因となり、**心停止**を起こすこともあるため、コントロールが重要です。

❽**たんぱく質**……慢性腎臓病のステージ3以降は、体内でたんぱく質を利用した後の老廃物の排泄（はいせつ）が追いつかなくなってくるため、たんぱく質の摂取制限が必要です。

❾**尿酸**……尿酸は関節にたまって**痛風**を引き起こすほかに、腎臓にたまると炎症を起こし、腎機能を低下させます。食生活の改善が特に重要です。

これらの9大指標を日々チェックしてPDCAケアに反映していけば、生き方の改善ポイントを簡単に見つけられます。次ジペーから各指標についてくわしく説明します。

体重を身長の2乗で割った体格指数BMIが25超なら エネルギーの制限と消費がうまくできていない可能性大

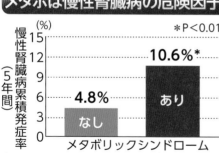

近年、脳卒中や心筋梗塞を引き起こすとして問題視される**「メタボリックシンドローム（メタボ）」**は、**慢性腎臓病の発症・進行の危険因子**でもあります。**メタボの人はそうでない人に比べて2倍以上も慢性腎臓病を発症しやすい**という報告もあります（上のグラフ参照）。

メタボは慢性腎臓病の危険因子

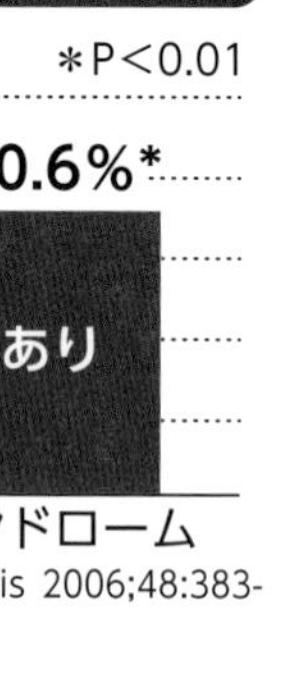
慢性腎臓病累積発症率（5年間）
(%)
15
12
9
6
3
0
＊P＜0.01
10.6%＊
4.8%
なし
あり
メタボリックシンドローム

(Ninomiya T, et al. Am J Kidney Dis 2006;48:383-391より引用改変)

メタボは単なる肥満とは異なります。日本内科学会などが定める診断基準によれば、**「内臓脂肪の蓄積（ウエスト周囲径が男性85㌢、女性90㌢以上）があり、かつ脂質（血清脂質）・血圧・血糖のうち2つ以上が基準値から外れた状態」**になると、メタボと診断されます（次㌻の図参照）。

では、なぜメタボになると慢性腎臓病を発症しやすくなるのでしょうか。理由の一つは「脂質異常・高血圧・高血糖のうち2つ以上を合併」という診断基準からわかるとおり、合併する病気が

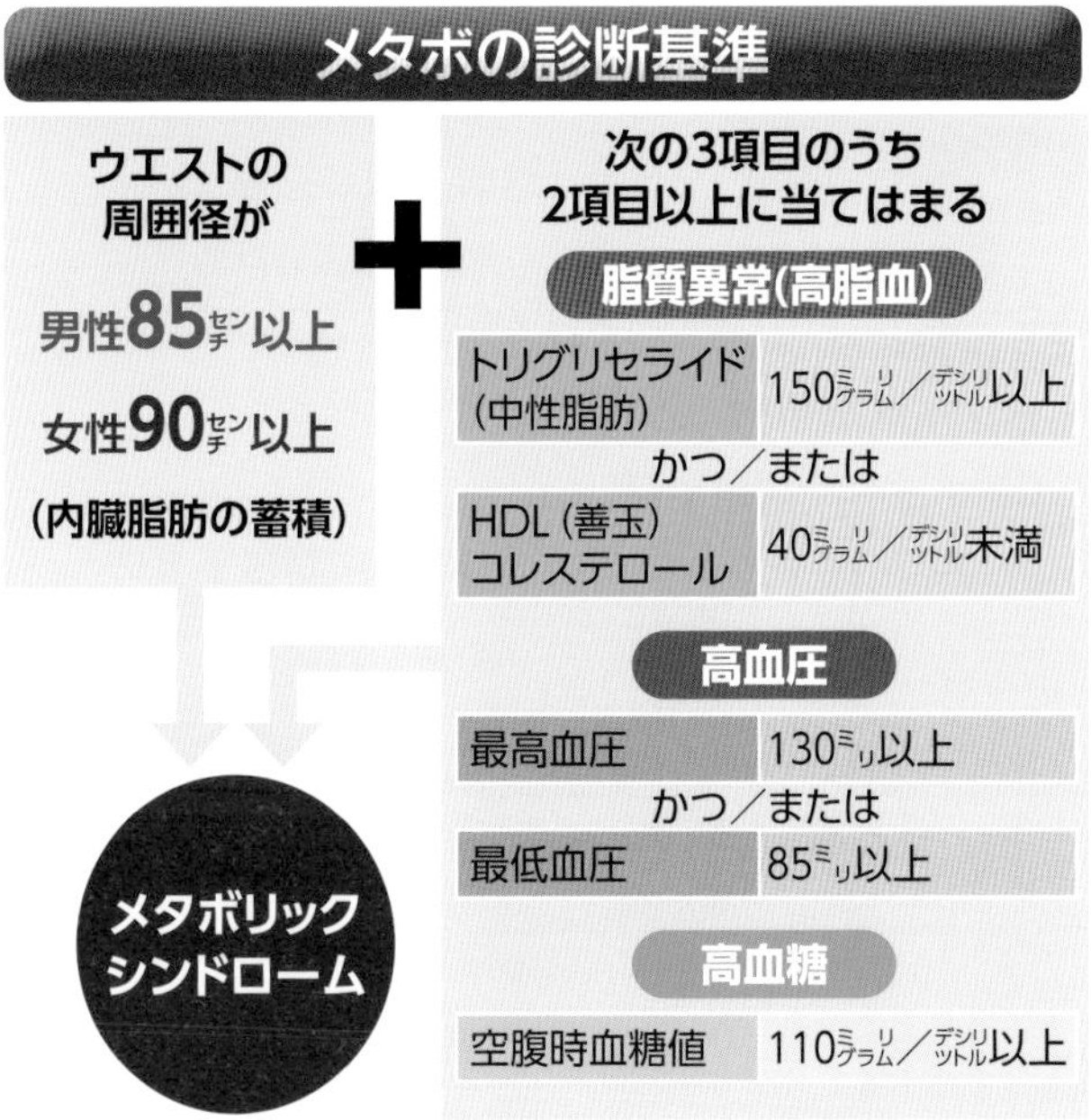

メタボの診断基準

ウエストの周囲径が
男性85センチ以上
女性90センチ以上
（内臓脂肪の蓄積）

＋

次の3項目のうち2項目以上に当てはまる

脂質異常（高脂血）

トリグリセライド（中性脂肪）	150ミリグラム／デシリットル以上
かつ／または	
HDL（善玉）コレステロール	40ミリグラム／デシリットル未満

高血圧

最高血圧	130ミリ以上
かつ／または	
最低血圧	85ミリ以上

高血糖

空腹時血糖値	110ミリグラム／デシリットル以上

→ **メタボリックシンドローム**

慢性腎臓病に直結するものばかりだからです。

さらにもう一つの理由として、肥満そのものが原因となって腎機能が低下することがあるためです。これを**「肥満関連腎症」**といいます。

血圧を上昇させるアンジオテンシノーゲンという物質は肝臓でつくられていますが、脂肪細胞でもつくられ分泌（ぶんぴつ）されています。肥満により脂肪が増加すると、アンジオテンシノーゲンの分泌量が増えて血圧が上がり、腎臓の糸球体の毛細血管からタコ足細胞（46ページ参照）がはがれて、腎機能の低下につながるのです。

したがって、たとえ脂質異常・高血圧・高血糖と診断されておらずメタボでないとしても、慢性腎臓病の治療のためには、体重をコントロールして適正に保つことが重要です。そのさいの指標となるのが、**「BMI*（体格指数）」**です。BMIがわかれば目標体重を計算でき、どれくらいのエネルギーをとればいいかも導き出せます（次ページ参照）。

食事は選択の連続。何を食べるかはあなたしだい

＊Body Mass Index：肥満度の国際的な指標。

❶ＢＭＩの求め方

ＢＭＩは体重（キロ）を身長（メートル）の2乗で割って求めます。ＢＭＩが25以上で「肥満」と判定されればエネルギーの制限と消費がうまくいっていない状態といえます。

ＢＭＩが25・5を超える人は末期腎不全（腎機能が正常の10％以下になった状態）に陥るリスクが5・81倍になるという調査結果もあります。*1

❶ BMIの求め方と肥満度の判定

BMI ＝ **体重［キロ］** ÷（**身長［メートル］**×**身長［メートル］**）

【例】身長160センチ、体重65キロの人のBMIの計算

65キロ÷（1.60メートル×1.60メートル）＝65÷2.56≒25.39

BMI25超 ➡ 肥満（1度）

●BMIによる肥満度分類

40以上	肥満(4度)
35〜40未満	肥満(3度)
30〜35未満	肥満(2度)
25〜30未満	肥満(1度)
18.5〜25未満	標準
18.5未満	低体重

BMIが25.5を超えると末期腎不全に陥るリスクが5.81倍になる

（日本肥満学会による分類）

❷目標体重の求め方

目標体重＝**目標BMI** × **身長［メートル］**×**身長［メートル］**

【例】身長160センチでBMI24を目標とする場合の計算

（1.60メートル×1.60メートル）×24＝2.56×24≒61.44キロ

目標体重　約61キロ

通常、ＢＭＩが22となる体重が標準体重ですが、慢性腎臓病の場合は、まずは**ＢＭＩ25未満**を目標*2にしましょう。

❷目標体重の求め方

目標体重は、目標とするＢＭＩに身長（メートル）の2乗をかけて求めることができます。例えば、身長160センチの人がＢＭＩの目標値を24とした場合、目標体重は61・44キロとなります。

＊1 Iseki K. et al., Body mass index and the risk of development of end-stage renal disease in a screened cohort. Kidney Int. 2004 May;65(5):1870-6.
＊2「慢性腎臓病 生活・食事指導マニュアル」（日本腎臓学会）

③1日当たり適正エネルギー摂取量の求め方

1日当たり適正エネルギー摂取量 ＝ **目標体重** × **エネルギー係数**

【例】目標体重が61キロで身体活動が「軽い労作」の場合の計算

61×28＝1708キロカロリー ＊下表「軽い労作」の平均値で計算

適正エネルギー摂取量 約1700キロカロリー（1日当たり）

●身体活動量の目安	●エネルギー係数（体重1キロ当たり必要エネルギー）
軽い労作（デスクワークなど）	25〜30キロカロリー
普通の労作（立ち仕事が多い仕事など）	30〜35キロカロリー
重い労作（力仕事の多い仕事など）	35キロカロリー〜

（「糖尿病診療ガイドライン2019」（日本糖尿病学会）を参考に作成）

③1日当たりエネルギー摂取量の求め方

目標体重を実現するために、適正摂取エネルギー（目標体重から体重が増減しないエネルギー量）を計算し、1日にどれくらいエネルギーをとればいいかを把握しましょう。適正摂取エネルギーは、目標体重に、エネルギー係数（体重1キロ当たりの必要エネルギー）をかけて求めます。

ただ、1日の摂取エネルギーの適正量は年齢・性別・身体活動量や糖尿病の有無などでも変わるため、上図の数値はあくまで目安です。くわしくは医師や管理栄養士に相談するといいでしょう。

ADL＊（日常生活動作）や家事、通勤などに加えて、ウォーキングや筋トレなどの運動をすれば身体活動量が増え、エネルギー係数はもっと大きくなります。やみくもに消費エネルギーを減らすだけの「食べないダイエット」は長続きしないので、適度な運動を取り入れて消費エネルギーを増やせば、摂取エネルギーを少し減らすだけでも減量が可能です。

＊日常生活を送るために最低限必要な、移動・排泄・食事・更衣・洗面・入浴などの動作。

生活習慣管理 指標❷ 禁煙

タバコは肺・心臓ばかりか腎臓にとっても猛毒で、禁煙しなければ8重のしくみで腎機能が急悪化

タバコの煙の中には約5300種類以上の化学物質が含まれているといわれます。よく知られている有害物質はニコチン、タール、一酸化炭素ですが、それらを含めた有害物質は約200種類、発がん性物質は約70種類含まれているとされています。

喫煙は**がん・脳卒中・狭心症・心筋梗塞・糖尿病**など、多くの病気の発症と深く関連することがわかっています。タバコは腎臓にとっても「猛毒」といっていいほどの悪影響を与えます。次の図にあげたように、タバコは8つの要因がからみ合うように影響し、腎機能を急激に悪化させます。**禁煙は慢性腎臓病治療の重要課題**です。

例えば、煙に含まれる重金属の影響、一酸化炭素によって起こる低酸素の影響で血管に機能障害が起こります。一酸化炭素は血液の粘度を高める性質もあるので、血栓（血液の塊）ができて血流が悪くなります。ニコチンは交感神経（心身を活動的にする神経）を優位にするため全身の血管が収縮し、腎臓では糸球体の血圧が上昇、タコ足細胞（46ページ参照）がはがれる原因や、全身の動脈硬化を進める原因にもなります。ま

喫煙が慢性腎臓病を招くしくみ*

喫煙 → 重金属／低酸素／腎血管収縮／高血圧／血栓因子／酸化ストレス／炎症性サイトカイン／ニコチンアセチルコリンレセプター

腎血管収縮・高血圧 → 糸球体高血圧

血栓因子・酸化ストレス → 血管ダメージ

炎症性サイトカイン・ニコチンアセチルコリンレセプター → 細胞外基質の沈着と線維化

重金属・低酸素・血管ダメージ・細胞外基質の沈着と線維化 → 血管機能障害と萎縮

糸球体高血圧・血管ダメージ → 糸球体硬化

血管機能障害と萎縮・糸球体硬化 → 慢性腎臓病進行

た、煙に含まれる物質の中には活性酸素をつくる物質も多く、酸化ストレス（39ページ参照）によってタコ足細胞や毛細血管の細胞が傷つけられます。

喫煙はアルコール依存症や薬物依存症と同様、依存症の一種です。まず、そこにはニコチンに対する**身体的な依存**と、**心理的・行動的な依存**の2面性があることを念頭に置きましょう。

身体的依存に対しては、吸いたくなったらゆっくり水を飲んだり、ミントのタブレットをなめるなどして禁断症状をやりすごすほか、禁煙外来でニコチンパッチや飲み薬を処方してもらい、症状を抑える方法もあります。

心理的・行動的な依存は、いわゆる「習慣」です。起床時や仕事が一段落してホッとしたときなど、「行動」「心理」と喫煙が一体化しているなら、習慣を変える工夫をしましょう。例えば、休憩場所に灰皿を置かないようにしたり、これまで一服するとき目を向けていた壁や窓などに「タバコをやめて気分爽快（そうかい）」といった標語を貼（は）り出したりするのもいいでしょう。

* Stephan R. et al. Smoking: A Risk Factor for Progression of Chronic Kidney Disease and for Cardiovascular Morbidity and Mortality in Renal Patients—Absence of Evidence or Evidence of Absence? Clinical Journal of the American Society of Nephrology 3: 226-36,2008より引用改変

塩分過多だと血液量が増えて腎臓の負担が増し1日6g未満に抑える調味料減らしが肝心

腎機能の維持・強化には**減塩**が欠かせません。塩分のとりすぎが腎臓に与える悪影響には、主に次の3点があります。

まず、**高血圧**です。食塩の主成分である塩化ナトリウムをとりすぎると、血液中のナトリウム濃度が高くなります。私たちの体には増えすぎたナトリウムを薄めてバランスを取ろうとする働きがあり、血管の中へ水分を取り込むので、血液の量が増えます。すると心臓は強い力で大量の血液を送り出さなければならなくなり、血管にかかる圧力が高くなって、血圧が上昇します。高血圧は、糸球体のタコ足細胞（46ページ参照）がはがれて腎機能が低下する原因となります。

次に、**動脈硬化**です。長期間の高血圧は全身の動脈硬化を招き、糸球体のろ過機能が低下して、腎硬化症（67ページ参照）につながる危険もあります。

さらに、慢性腎臓病で腎機能が低下している場合、高血圧や動脈硬化以外にも、血液中のナトリウム濃度が高くなること自体が、腎臓の障害につながる恐れがありま

塩分は調味料をいかに減らすかが重要

塩分のとりすぎが腎臓に与える影響

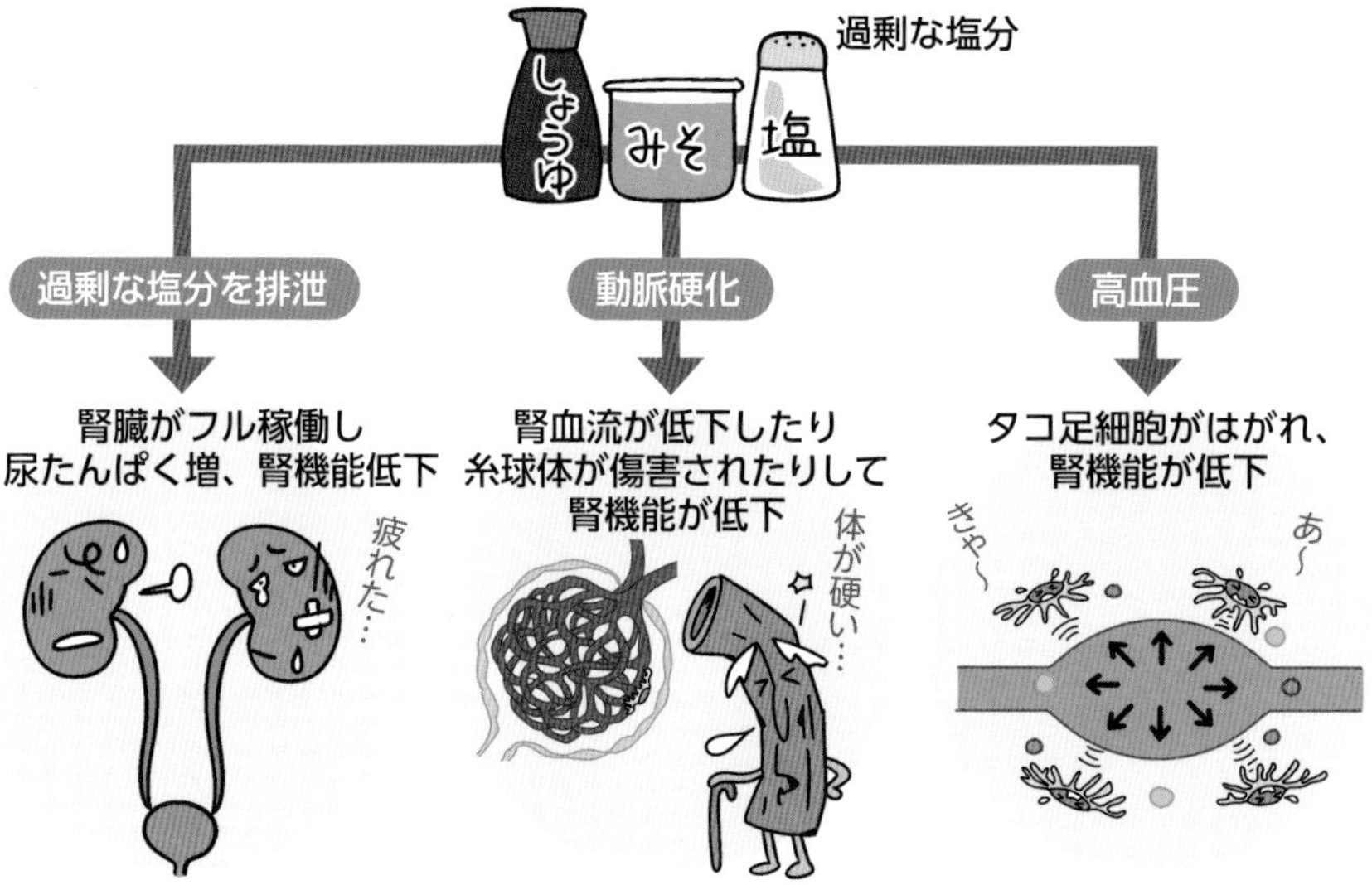

過剰な塩分

しょうゆ
みそ
塩

過剰な塩分を排泄
腎臓がフル稼働し
尿たんぱく増、腎機能低下
疲れた…

動脈硬化
腎血流が低下したり
糸球体が傷害されたりして
腎機能が低下
体が硬い…

高血圧
タコ足細胞がはがれ、
腎機能が低下
きゃ〜
あ〜

す。過剰な塩分を排出しようと腎臓は懸命に働きますが、塩分とともに尿たんぱくの排出も増え、腎臓に負担をかけるからです（47ページ参照）。

ところが、年々減りつつあるとはいえ、日本人（18歳以上の成人）は**1日平均10・1グラムもの食塩をとっています**（厚生労働省2019年「国民健康・栄養調査」）。これは、先進国の中でもトップクラスです。

そのため、国も高血圧予防による健康増進などを目的に減塩政策を進めており、厚生労働省は、2024年度から実施する国民健康づくり計画「健康日本21（第3次）」で、「1日当たりの食塩摂取量を、現在の平均10・1グラムから、2032年度までに平均7グラム（男性7・5グラム、女性6・5グラム）にまで減らす」という目標をまとめました。

日本人の食品別食塩摂取量

調味料だけで1日当たり平均食塩摂取量の約66%を占める

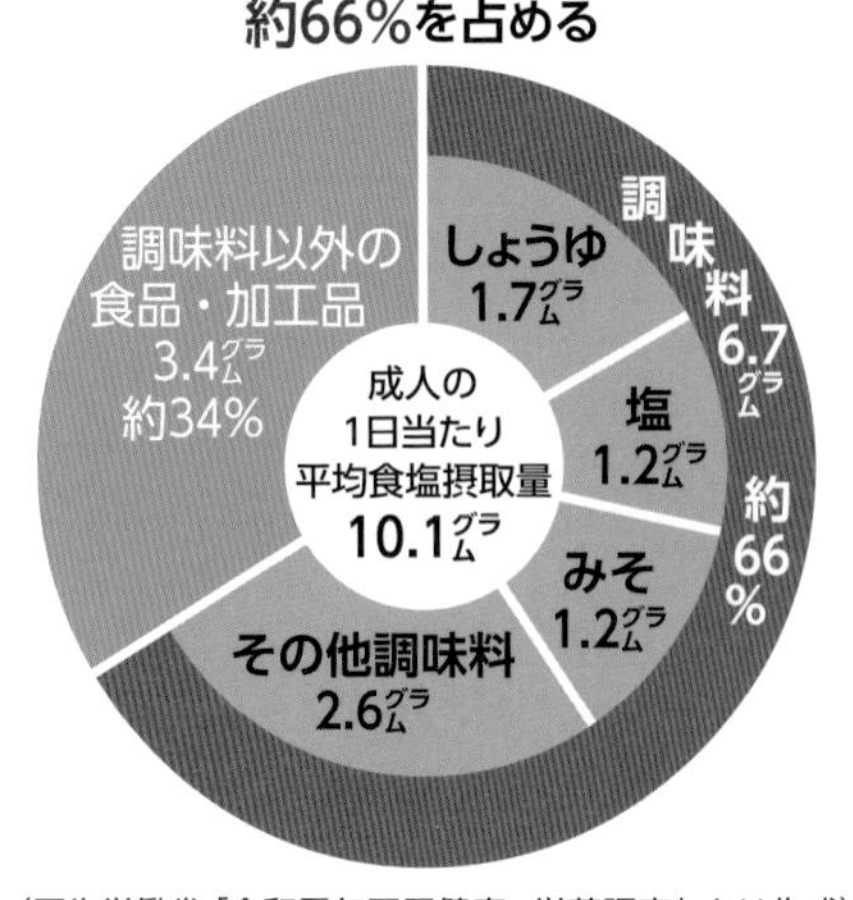

（厚生労働省「令和元年国民健康・栄養調査」より作成）

ただ、一方で「日本や各国の（高血圧治療の）ガイドラインによれば食塩摂取量は1日当たり6グラム未満が望ましい」としながら、目標値は7グラム。厚生労働省はこの理由を「習慣的な摂取量を考慮して」としています。つまり、塩分の多いしょうゆやみそなどの調味料を多用するわが国の食習慣を踏まえた、現実的な目標値を定めたものと思われます。

しかし、慢性腎臓病の治療では、[*]**慢性腎臓病と診断されたら、ステージG1の段階から、塩分は1日3グラム以上6グラム未満に抑えること**とされています。塩分のとりすぎによる高血圧や動脈硬化に加え、塩分そのものが腎臓に負担をかける以上、慢性腎臓病の治療において、減塩は優先課題だからです。なお、下限が決められているのは、過度な減塩でeGFRが急激に低下した症例が報告されていることや、全体の食事量が減り、低栄養に陥る危険があるためです。

日本人の減塩では、**調味料の使用量をいかに減らすか**がポイントになります。和食は栄養バランスのよい食事というイメージがありますが、実は塩分が

＊日本腎臓学会「慢性腎臓病に対する食事療法基準2014」

多く、その大半が調味料由来だからです。実際、前ページの図に示したように、日本人の1日当たり平均食塩摂取量の食品別内訳を見ると、**調味料だけで6・7グラム、実に6割以上が調味料で占められています。**

しょうゆ小さじ1杯の食塩量はおよそ1グラムですから、1日の食事全体の食塩摂取量を6グラムに抑えるとなると、なかなか厳しいと感じるかもしれません。また、「厚生労働省の目標にあるように、日常的にしょうゆやみそをよく使うのだから、日本人には6グラム未満の減塩はできないのでは」と思うかもしれません。

しかし、これも考え方しだいです。それ自体に食塩を含んでいる食品や加工食品から塩分を除こうとすると手間がかかり、難しいですが、**調味料は自分の「さじ加減」で、簡単に使用量を調節できる**のです。したがって、減塩は、日ごろの調味料の使い方を見直すところから始めると、案外らくに取り組めます。例えば、食卓に置いた容器から各自で料理に塩やしょうゆ、ソースなどをかける習慣はないでしょうか。これは単に習慣になっているだけのことが多いので、食卓に調味料を置かず、**「なんとなくがけ」をやめてみましょう。**調味料は小皿に取り、上からかけずに**少量を「つける」**ようにしたり、**酢**や**スパイス**を利用して味にアクセントをつけたりするなど、ちょっとした工夫で食塩の摂取量を減らしましょう（119ページ参照）。

最高血圧130ミリ／最低血圧80ミリ未満が目標だが、75歳以上は下げすぎ事故に要注意

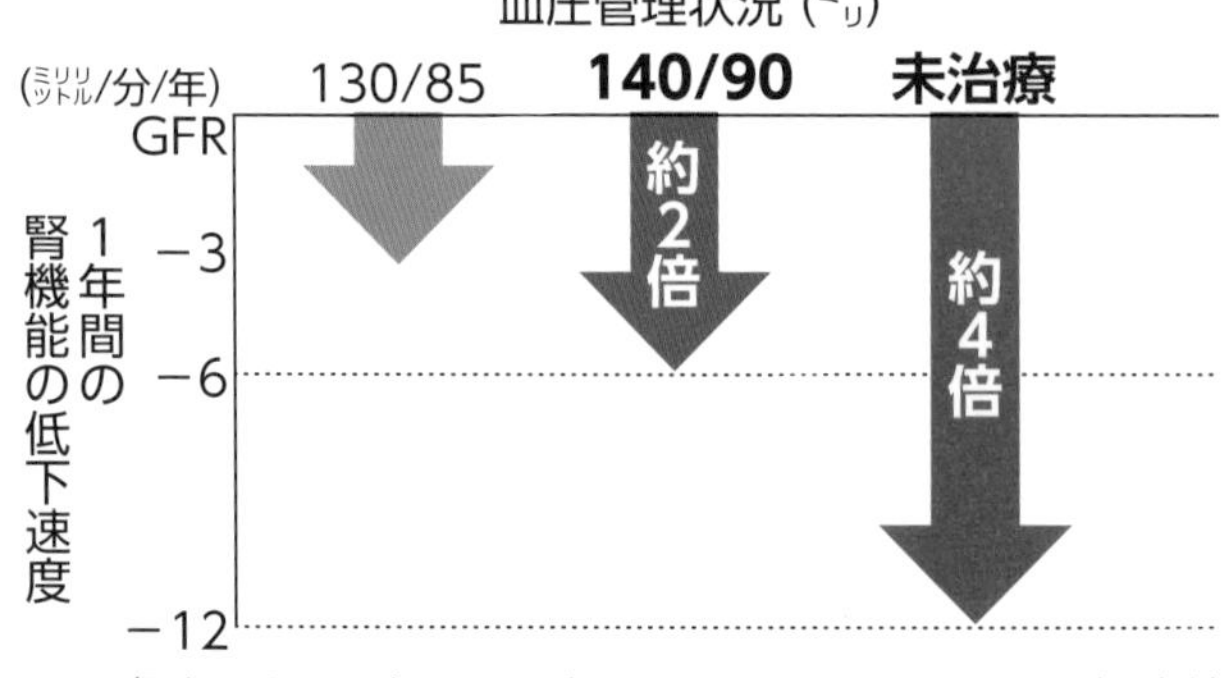

(Bakris GL, et al. Am J Kidney Dis 2000;36:646-661より引用改変)

高血圧になると腎臓（じんぞう）の毛細血管からタコ足細胞（46ページ参照）がはがれ、腎機能の低下につながります。**血圧を最高血圧130ミリ／最低血圧85ミリにコントロールしている場合に比べ、140ミリ／90ミリでは1年間で約2倍、高血圧を放置する未治療だと約4倍も腎機能の低下スピードが速まる**という報告もあります（上図参照）。

腎機能を維持していくためには、血圧を適正にコントロールすることが欠かせません。

長期にわたって高血圧が続くと、腎臓への影響はさらに大きくなります。糸球体の毛細血管がくり返し強い圧力を受けることから傷つき、動脈硬化を起こします。動脈硬化を起こした毛細血管はやがて線維化して、ろ過機

能を果たせなくなってきます。高血圧による動脈硬化から起こる腎機能の低下を**「腎硬化症」**といい、人工透析導入に至る末期腎不全の原疾患（もとになる病気）のうち、糖尿病性腎症（糖尿病性腎臓病）に次いで第2位となっています。*

一方、慢性腎臓病が原因で高血圧になることも問題です。腎機能の低下により水分や塩分を十分に排出できなくなって血液の量が増えるため、心臓は強い力で大量の血液を送り出すようになり、血管にかかる圧力が高まり、高血圧になるのです。

もう一つ、慢性腎臓病から起こる高血圧にはホルモンも関係します。腎臓には血液のろ過機能以外にホルモンを分泌する機能があります。腎臓へ血液を送る腎動脈（片側または両側）やその分岐部が狭くなったり閉塞したりすると腎血流が減り、レニンというホルモンが分泌されます。レニンには血圧上昇物質（アンジオテンシンⅡ）をつくる働きがあるため、血圧が上がります。本来はろ過機能を保つための血圧を維持するしくみですが、過剰に分泌されるレニンの働きで必要以上に血圧が上がり、高血圧となってしまいます。こうして起こる高血圧を「腎血管性高血圧」といいます。

つまり、高血圧が慢性腎臓病を悪化させるとともに、慢性腎臓病が高血圧を助長する、という悪循環に陥る危険があるのです。

このようなことから、糖尿病を合併しているか、たんぱく尿が認められる慢性腎臓

＊「わが国の慢性透析療法の現況（2021年12月31日現在）」（日本透析医学会）

病（「たんぱく尿区分」Ａ２・Ａ３。28ジペーの表参照）の場合は、血圧を最高血圧１３０ミリ／最低血圧80ミリ未満に下げることが目標とされています。糖尿病の合併がなく、たんぱく尿区分がＡ１であれば、１４０ミリ／90ミリ未満が目標です。

ただし、**75歳以上の高齢者の場合は、血圧を下げすぎると全身を巡る血液の量が減り、めまいや立ちくらみが起こったり、不整脈や急性腎障害（腎機能が急激に低下する状態）が起こったりと、思わぬ事故の危険性**もあります。そのため、**75歳以上の高齢者の降圧目標は１５０ミリ／90ミリ**とし、維持しても問題が起こらないと医師が判断すれば、１４０ミリ／90ミリ未満を目標にします。

なお、これらの目標値はいずれも「診察室血圧」です。これは病院で測る血圧をいい、診察を受ける緊張感から、家庭で測る「家庭血圧」よりも高くなる傾向があります。そのため、家庭血圧での降圧目標はもう少し低くなる可能性がありますが、家庭血圧で具体的にどれくらいを降圧目標とすべきかは、主治医と相談が必要です。

いずれにせよ、血圧管理の第一歩は、血圧の測定と記録です。次ジペーの「家庭での血圧測定方法」を参考に、１日２回の血圧測定と記録を始めましょう。家庭用の血圧計は家電量販店などで入手できます。さまざまな種類がありますが、扱いが簡単で、比較的正確な測定ができる「上腕式電子血圧計」がおすすめです。

家庭での血圧測定方法

測定機器	おすすめは 上腕式電子血圧計 （上腕にカフを巻くタイプ）
測定場所	静かで、過ごしやすい室温の部屋で測る。
測定の姿勢	なるべく背もたれのあるイスに、足を組まずに座る。
セッティング	•カフの高さを心臓の高さに合わせる。 •血圧計本体はテーブルの上に置く。 •測定する腕は左右どちらでもいいが、常に同じ側で測定する。 【測定前の注意】 •座ってから１～２分安静にした後に測定を始める。 •喫煙・飲酒をしない。 •カフェインを含むもの（コーヒー、お茶など）をとらない 【測定中の注意】 •話をしたり、動いたり、力んだりしない
測定の時間帯	朝と夜、各2回ずつ測定。 【朝】起床後1時間以内、排尿後、食事・服薬の前に測定 【夜】就寝前、食事・服薬・排尿・入浴などをすべてすませてから測定
記録	朝と夜、２回の測定値を記録。 それぞれの平均値も計算して記録。

測定値の平均値が、朝と夜の両方とも降圧目標を達成したら
家庭血圧での降圧目標達成。

（日本高血圧学会「高血圧治療ガイドライン2019」より作成）

ヘモグロビンA1cを6・0％未満、高齢者は7・0％未満に抑えるのが重要で、食後高血糖をいかに防ぐかが決め手

糖尿病の合併症として発症する糖尿病性腎（じん）症（糖尿病性腎臓病）は、2011年から現在まで、人工透析導入に至った*末期腎不全の原疾患（しっかん）（もとになる病気）の第1位で、2021年には全体のおよそ4割を占めています（次ページのグラフ参照）。しかも、ほかの原因で透析を始めた人と比べて5年後の生存率が低いとされています。

高血糖になればすぐに糖尿病性腎症になるわけではありませんが、高血糖が長く続いて腎臓に障害が及ぶことで発症します。したがって、腎機能を維持し、人工透析を回避するには、血糖値を良好にコントロールしなければなりません。

慢性的な高血糖は、すい臓から分泌（ぶんぴつ）されるホルモン「インスリン」の働きが低下することで起こります。インスリンは、私たちが食事として米やパンなどから取り入れた炭水化物が分解されてできたブドウ糖を、肝臓や筋肉、脂肪組織などに取り込ませる働きがあります。インスリンが不足するとブドウ糖が余り、血液中のブドウ糖が多い状態（高血糖）が慢性的に続くことになります。

＊「わが国の慢性透析療法の現況（2021年12月31日現在）」（日本透析医学会）

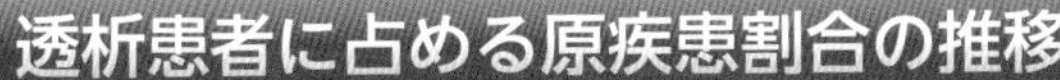

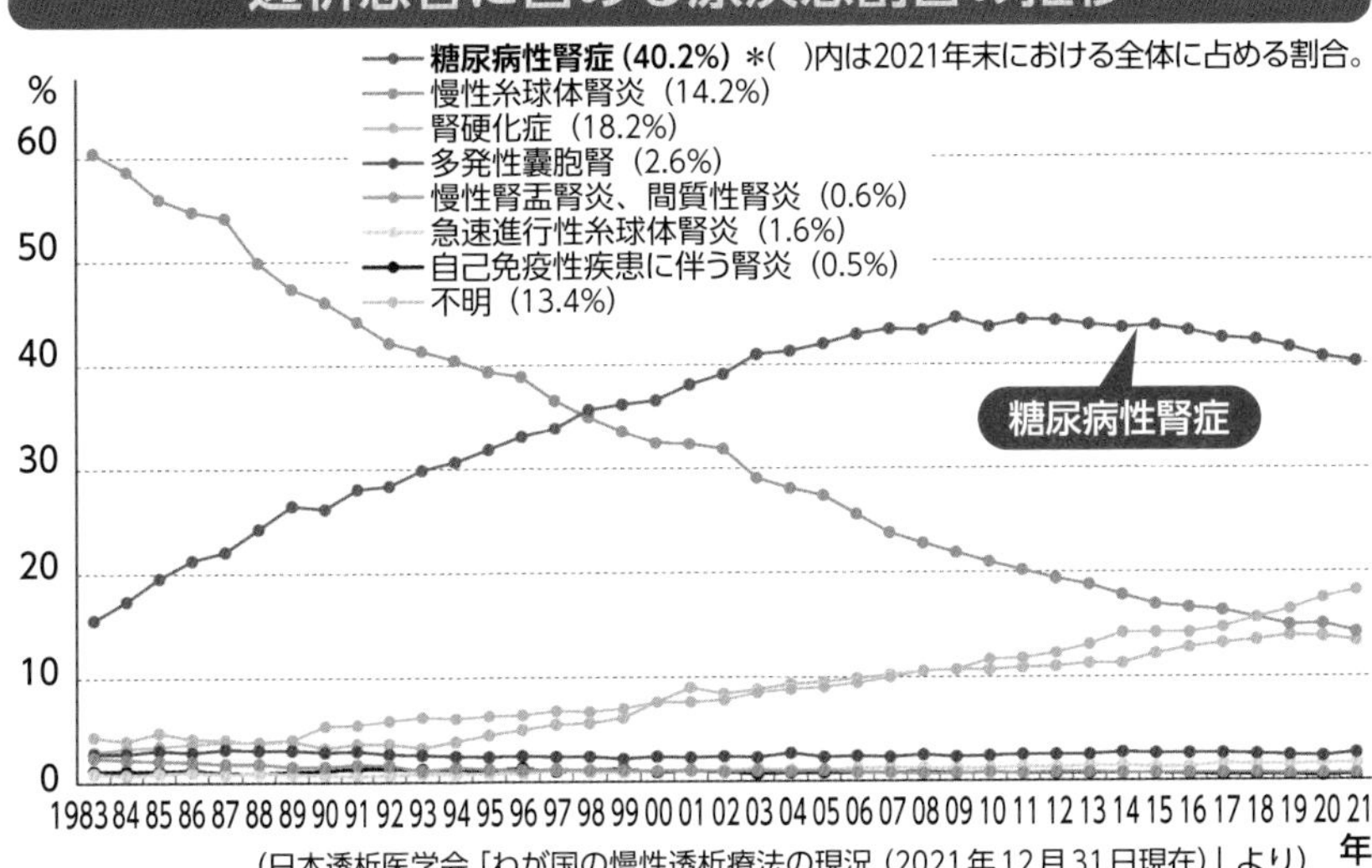

（日本透析医学会「わが国の慢性透析療法の現況（2021年12月31日現在）」より）

血糖値を上げる高糖質の食品は減らして後回し

糖尿病の診断や血糖コントロールの確認には、血液検査で血糖値や**ヘモグロビンA1c**（エーワンシー）の値を調べます。

血糖値の検査には空腹時血糖値、糖負荷後2時間血糖値などがありますが、これらでは検査時点の血糖の状態しかわかりません。そこで最近、治療の成果や血糖コントロールの状態を知るための指標としてよく用いられるのが、ヘモグロビンA1cです。

ヘモグロビン（赤血球の成分であるたんぱく質）は約120日間体内を巡りますが、その間に血液中のブドウ糖と結合し、一部がヘモグロビンA1cになります。ヘモグロビンA1cの割合がどれくらいかを調べれば、過去1～2ヵ月間の血糖値の状態が反映されるので、ふだんの生活習慣の把握に役立ちます。

血糖値コントロールの目標はヘモグロビンA1c

血糖コントロールの目標

（表内の値はいずれもヘモグロビン A1c）

65歳未満の成人			**6.0%未満**	
65歳以上（認知機能・ADL正常）	重症の低血糖が心配される薬の使用	なし	**7.0%未満**	
		あり	65〜74歳 **7.5%未満** 下限6.5%	75歳以上 **8.0%未満** 下限7.0%

（日本糖尿病学会「糖尿病診療ガイドライン2019」より作成）

6・0%未満です。65歳以上の高齢者は、**血糖値の下げすぎで前触れなく重症の低血糖発作を起こすことがある**ため、目標値はもう少し高く設定されています。**高齢者の血糖値コントロールの目標は7・0%未満**です（認知機能や日常生活動作に問題がなく、重症の低血糖を起こす恐れがある薬を服用していない場合）。

血糖コントロールには食事・運動療法による生活習慣の改善が必要ですが、中でも重要なのは食事です。

近年、食事のたびに血糖値の急上昇と急降下をくり返す**「血糖スパイク（食後高血糖）」**が問題になっています。血糖が急激に増えると血管にダメージを与え、動脈硬化につながります。血糖値が急上昇するとすい臓から大量のインスリンが分泌されて血糖値は急降下しますが、すい臓には大きな負担がかかります。

血糖スパイクを防止するために重要なのは、「糖質が吸収されるスピードを遅くする（胃の中で食べ物をゆっくり通過させる）」ことです。

＊冷や汗、ふるえ、動悸、めまい、血圧上昇など。重症になれば意識がもうろうとして異常行動を起こしたり、けいれんや昏睡を起こす。

吸収スピードを遅くする簡単な方法として注目されているのが、吸収の速い糖質を多く含むご飯やパンより先に、野菜や魚、肉をとる方法です。野菜の食物繊維や、魚・肉のたんぱく質、脂質が小腸を刺激すると「GLP - 1」というホルモンが分泌されます。GLP - 1は糖尿病の治療薬としても用いられている物質で、胃の運動をゆっくりにする働きがあります。加えて、インスリンの分泌を促す、食欲を抑える、すい臓のβ（ベータ）細胞（インスリンを分泌する細胞）を保護するといった働きもあります。ただしGLP - 1が分泌されるまでには時間がかかるので、できれば**野菜などをとった後、15分ほど間隔をあけてから糖質をとる**と効果的です。

食べる順番を変えるほかにも、吸収の速い糖質を多く含む**ご飯やパンなどの主食を減らし**、糖質の吸収を遅らせる**野菜やたんぱく質が豊富なおかずを増やす**方法や、主食自体を**GI値の低い食品***に替えるという方法もあります。どの方法でも、早食いは禁物です。食べ方が早すぎると血糖値の上昇にインスリンの分泌が追いつかず、血糖値が急上昇しやすくなります。血糖値の上昇が満腹中枢に伝わるまでに約15分かかるので、早食いすると食べすぎの危険もあります。**食事には最低でも30分以上かけるよ**うにしましょう。さらに、よく噛（か）んだほうがインスリンの分泌量が増えるという報告もあるので、**1口30回を目標に、よく噛んで食べる**ことも大切です。

早食いをやめ1口30回噛めば血糖値は安定

＊Glycemic Index。食後血糖値の上がりやすさの指標で、数値が高いほど血糖値が上がりやすい。精白された食品で高く（精白米、精白小麦のパンなど）、未精白・精白度の低い食品（玄米、全粒粉のパンなど）で低い。

血糖値の変化がリアルタイムにわかる新検査が登場し
血糖値を上げない生き方が自然に身につくと注目

食事のたびに血糖値の急上昇と急降下をくり返す**「血糖スパイク（食後高血糖）」**は、血糖値やヘモグロビンA1c検査ではなかなか発見できません。血糖スパイクが起きていても空腹時血糖値が低いことも多く、また、糖負荷後2時間血糖値でも2時間で正常値に戻れば、血糖値の急上昇・急降下は発見できません。ヘモグロビンA1cは一定期間内の平均はわかるものの、その間の「変化」を見ることができません。

血糖スパイクを調べるには、血糖値を一定期間継続して測り、変化を見る必要があります。これを**「血糖トレンドを見る」**といいます。血糖トレンドを見ることは、血糖スパイクの発見のほかにもメリットがあります。例えば、どんな食事をしたら血糖値が大きく変化するのかがわかれば、食習慣を見直すことができます。運動後に血糖値が下がることがわかれば、運動をするさいの励みにもなります。

最近は、血糖値を自動的に連続して測り、血糖トレンドを見ることができる測定器が実用化されています。これを利用すれば**血糖トレンドを簡単に把握でき、血糖値を**

血糖トレンドの測定

空腹時血糖値などの検査では、「点」でしか血糖値を見られない

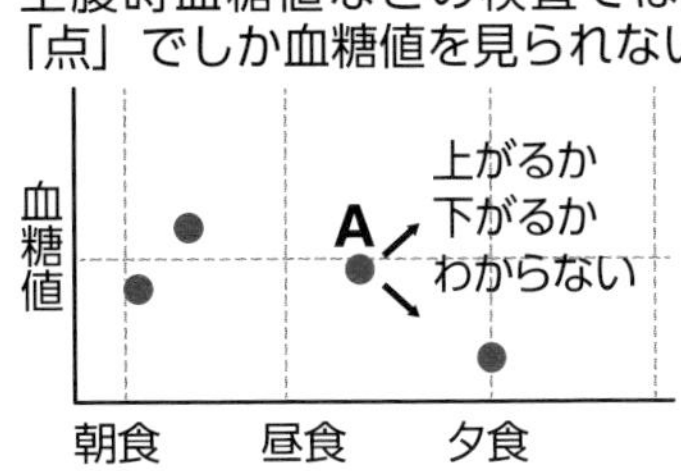

継続して血糖値を測定すれば、「A」点から血糖値が下がっていく「変化」が読み取れる

血糖値
下がりつつある
とわかる
A
朝食
昼食
夕食

CGM（Continuous Glucose Monitoring）
6.2
センサー
本体

小さなセンサーと読み取り機（本体）がセットになっている

センサーを腕に貼るだけで連続測定

上腕部などに貼りつけたセンサーに本体をかざすと、その場で血糖値がわかる。継続的な変化も記録・保存できる。

上げない生き方が自然に身につくとして注目されています。いくつか種類がありますが、例えば、CGM（Continuous Glucose Monitoring）と呼ばれる測定器は、上腕部や腹部に500円玉くらいの大きさのセンサーを貼りつけておけば、24時間の血糖値を連続測定して保存することができます。7~14日間続けて測定することができ、本体やスマートフォンをセンサーにかざせば血糖値が表示され、血糖値の履歴をグラフ表示することもでき、7~30日間程度のデータの保存も可能です。

現在は、**インスリン療法***を行っている糖尿病患者のみに保険適用**ですが、適用範囲が広がることが期待されています。また、血糖トレンドを測定・記録できるスマートウォッチの開発も進められており、実用化が待たれます。

＊インスリンがほとんど分泌されないか全く分泌されない１型糖尿病で、自己注射などでインスリンを補う治療法。インスリンの働きが悪いか不足する２型糖尿病では、服薬で改善しない場合などにインスリン療法を行うことがある。

LDLコレステロール値を120ミリ未満にするのが目標で、カロリー、肉、乳製品、菓子パンのとりすぎに注意

血液中には、LDL（悪玉）コレステロール、HDL（善玉）コレステロール、中性脂肪（トリグリセライド）などの脂質が含まれます。脂質異常症は、血液中に含まれる脂質の量が基準値から外れた状態のことをいいます。総コレステロール（血液中のすべてのコレステロールの総量）が多いほど、腎機能障害のリスクが高まるという報告もあり、脂質異常症と慢性腎臓病の進行には相関関係があるといえます（上のグラフ参照）。

コレステロールと腎機能障害

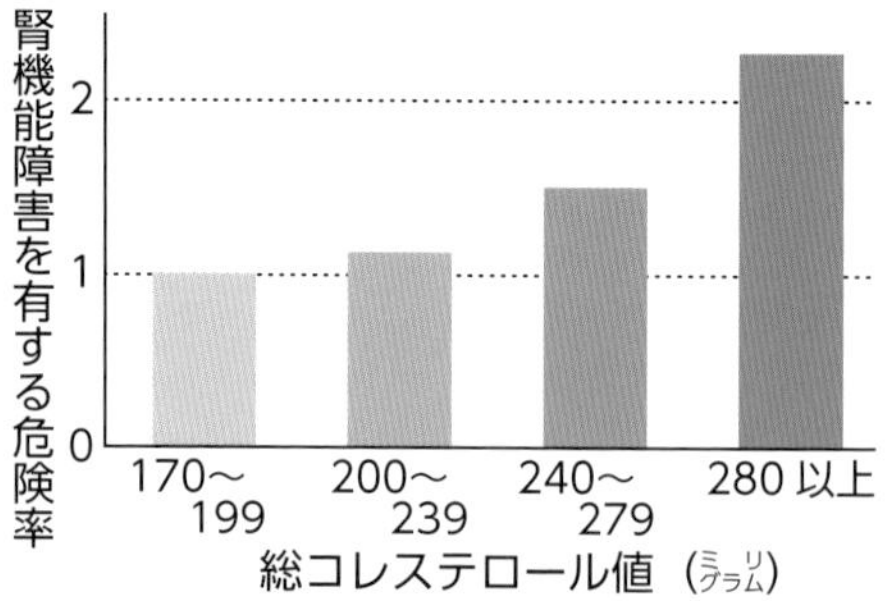

腎機能障害を有する危険率
2
1
0
170～199
200～239
240～279
280以上
総コレステロール値（ミリグラム）

(Schaeffner ES, et al. J Am Soc Nephrol 2003;14:2084-2091より引用改変)

血液中に脂質が過剰になると比較的太い血管では内膜にLDLコレステロールなどが入り込み、粥状動脈硬化（アテローム動脈硬化）を起こします。動脈硬化を起こした血管は劣化したゴムホースのように柔軟性が失われ、血流が滞ってつまったり破れたりするため、脳卒中や心筋梗塞の危険性が高まります。

また、同様の動脈硬化が細い血管で起こるのが細動脈硬化で、

動脈硬化

粥状動脈硬化（アテローム動脈硬化）

動脈の内膜に悪玉コレステロールなどが入り込み、プラークを形成して血流を妨げる。

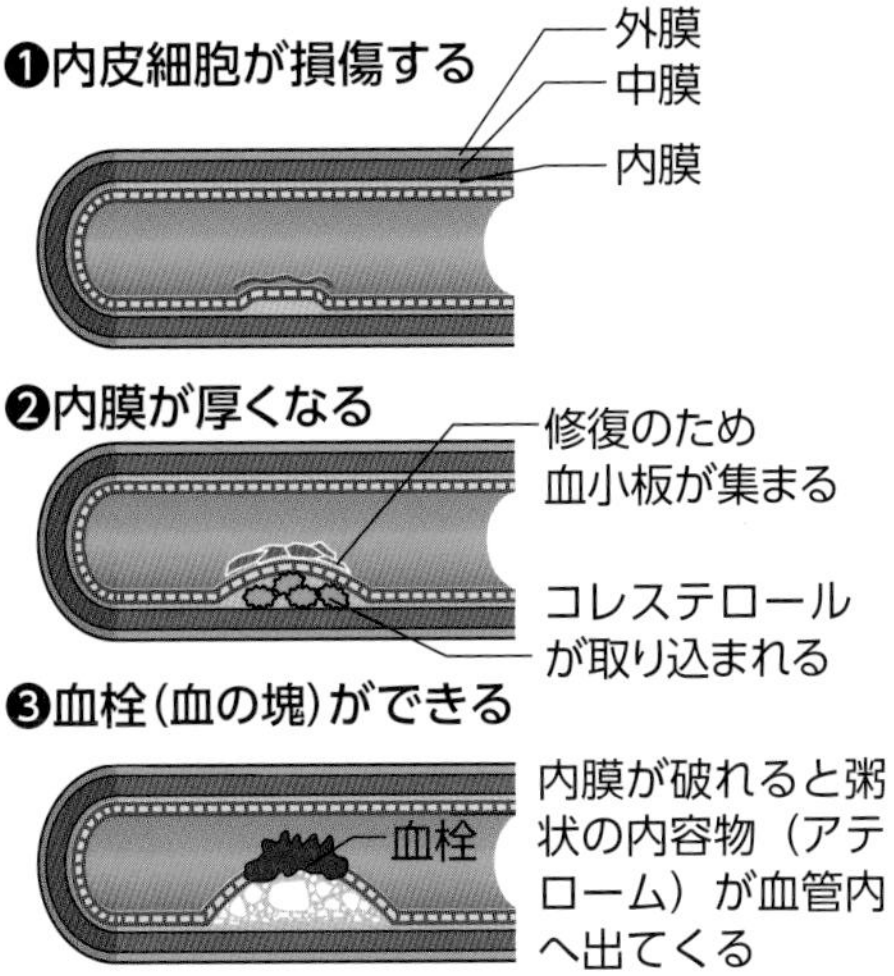

❶内皮細胞が損傷する

外膜
中膜
内膜

❷内膜が厚くなる

修復のため血小板が集まる
コレステロールが取り込まれる

❸血栓（血の塊）ができる

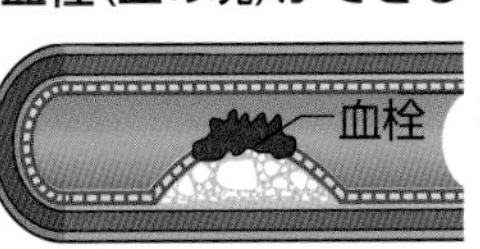

内膜が破れると粥状の内容物（アテローム）が血管内へ出てくる

細動脈硬化

細い血管の柔軟性が失われてもろくなり、破れて出血しやすくなる。

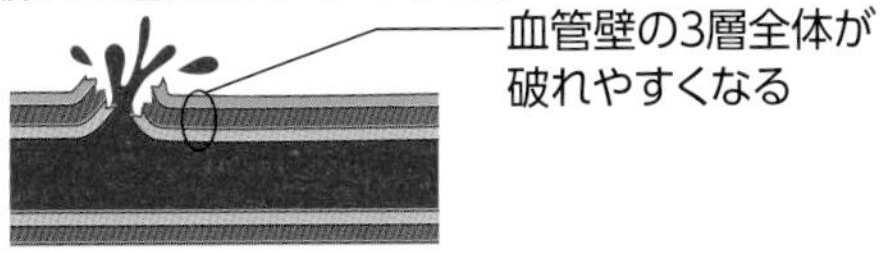

血管壁の3層全体が破れやすくなる

血管が破れて出血しやすくなります。腎臓の血管（細小血管や毛細血管も含む）でも起こり、腎機能が低下して腎硬化症（67ページ参照）を招きます。

腎機能を守るには、特にＬＤＬコレステロールのコントロールが必要です。**目標値は120ミリグラム未満、可能であれば100ミリグラム未満**にします。目標を達成するには、まず、高カロリーでコレステロールを多く含む食品（肉の脂身、レバー、魚卵、卵黄やバターおよびそれらを使った菓子類など）をとりすぎないこと。次に、飽和脂肪酸も控えましょう。飽和脂肪酸はＬＤＬコレステロールを増やす働きがあり、**肉の脂身、バター、ラードなど常温で固まる脂**に多く含まれるほか、**菓子パンや洋菓子**にも多く含まれています。腸でＬＤＬコレステロールを吸着し、排出する効果がある**食物繊維**を、**野菜やキノコ**、**海藻**などからたっぷりとることも心がけましょう。

慢性腎臓病のG3b以降の人が高カリウム血症になると不整脈を招くため食材はしゃぶしゃぶで食べるのがいい

カリウムには血液中のナトリウム（塩分）が尿とともに排泄（はいせつ）されるのを促す働きがあります。血圧を下げ、むくみを軽減するためにぜひとりたいミネラルですが、慢性腎臓（じんぞう）病のステージG3b以降で、血液中のカリウムが十分に排出できずに高カリウム血症になると、**不整脈**や**心停止**に至る危険性があります。そのため、**G3b以降はカリウムが制限されます（G3bで1日2000ミリグラム以下、G4以降は1500ミリグラム以下）**。

ただ、慢性腎臓病患者でも野菜・果物の摂取頻度が低いほど死亡リスクが増えるという調査研究もあり、単にカリウムが多い野菜などの食品の量を減らすのではなく、カリウムを減らす工夫をしたうえで食べるようにするといいでしょう。

そのためには、カリウムが水に溶ける性質を利用します。**野菜や肉は切断面を多くしたうえで水にさらしたり、ゆでこぼしたり（ゆでてゆで汁を捨てる）、しゃぶしゃぶにしたりすること**で、カリウムを減らすことができます。ゆでる調理は、腎機能低下を招く悪玉物質AGE*（終末糖化産物）も減らすことができて、一石二鳥です。

*血液中のブドウ糖が糖化（変質）をくり返してできる物質で、体がそれを排除しようとする過程で炎症が起こるため、腎臓では毛細血管に穴があくリスクがある。AGEは食品にも含まれ、高温調理で爆発的に増えるが、ゆでる、蒸す、煮るなどの低温調理ではあまり増えない。

慢性腎臓病 進行管理 指標8 たんぱく質

慢性腎臓病G3以降の人はたんぱく質制限が必要だが高齢者はカロリー不足による筋肉やせに要警戒

一瞬の食欲が一生の後悔を生む

慢性腎臓病（じんぞう）のステージG2までは、たんぱく質を過剰に摂取しないよう注意すればほとんど通常の食事ができますが、**ステージG3以降になると、たんぱく質の制限が必要**になります。

たんぱく質が体内で分解されて利用された後、クレアチニンや尿素窒素（ちっそ）などの老廃物がつくられます。腎機能が低下しているとこれら老廃物を排出するために腎臓に負担がかかり、腎機能がさらに低下してしまうからです。

G3aでは標準体重*当たり1日に0・8～1・0㌘、G3b以降は同0・6～0・8㌘にたんぱく質の摂取が制限されます。身長160㌢の人がステージG3aであれば1日に摂取できるたんぱく質量は約45～56㌘、ステージG3b以降は約34～45㌘です（図参照）。例えば、焼きザケ1切れに含まれるたん

1日当たりのたんぱく質量の求め方

標準体重＝身長［㍍］×身長［㍍］×22（標準体重の体格指数）
【例】身長160㌢の場合、標準体重は約56㌔

ステージG3aの1日当たりのたんぱく質量 ＝ （体重当たり摂取量）**0.8～1.0㌘** × 標準体重

0.8～1.0㌘×56㌔≒**45～56㌘**

ステージG3bの1日当たりのたんぱく質量 ＝ （体重当たり摂取量）**0.6～0.8㌘** × 標準体重

0.6～0.8㌘×56㌔≒**34～45㌘**

＊標準体重＝身長（㍍）×身長（㍍）×22（標準体重の体格指数）で求める。
【例】身長160㌢の場合の標準体重＝1.6×1.6×22≒56㌔

ぱく質は25グラム程度。一緒に食べるご飯にもたんぱく質が含まれているので、1日当たりのたんぱく質が45グラムに制限されていたら、かなり厳しいと感じるでしょう。

　このように慢性腎臓病の食事療法でたんぱく質制限が始まると、「家族と同じものが食べられない」「好きなおかずを我慢するのがつらい」とさみしい思いをする人も多いかもしれません。また、**高齢者はたんぱく質を減らしすぎ、カロリー不足で筋肉がやせてしまうのも心配**です。そこで、たんぱく質を上手に制限する方法として、慢性腎臓病用にたんぱく質の含有量を減らした加工食品の利用を考えてみましょう。

　病気の治療・予防目的で栄養分を調整した**「治療用特殊食品」**は、主食、おかず、弁当、菓子なども市販されています。このうち国の基準に適合していると認められた**「特別用途食品」**のうち、**慢性腎臓病用の低たんぱく質食品は、２０２３年5月現在で13品目。すべて白飯やそばなどの主食です。**＊**主食には意外に多くのたんぱく質が含まれているので、これを低たんぱく質食品に置き換えるだけで、たんぱく質制限を守りながら、家族と同じ肉や魚などのおかずを食べることも可能になります。**

　このように、現代は便利な食材の選択肢が増えています。治療用特殊食品や特別用途食品の購入は通信販売などを利用することになりますが、上手に利用して、慢性腎臓病の食事療法を豊かなものにしていきましょう。

＊ご飯１杯（約180グラム）に含まれるたんぱく質は約4.5グラム。１日３杯食べると約13.5グラム摂取することになる。

高尿酸血症は痛風を招くばかりか腎臓血管も傷めるため要注意で、食べすぎを改め内臓脂肪を減らせば徐々に適正化

本来なら尿とともに排泄(はいせつ)される尿酸が血液中に増え、尿酸値が7・0mg(ミリグラム)を超えた状態を高尿酸血症といいます。尿酸の結晶がたまると**痛風**や**尿路結石**を招くほか、腎臓(じんぞう)に蓄積すれば**「痛風腎」**となります。痛風腎になると尿酸の結晶が腎臓の血管を傷めて腎機能が低下、そのせいでさらに尿酸の排泄が滞るという悪循環に陥ります。

以下の点に注意して生活を改善し、尿酸値を徐々に適正化していきましょう。

①内臓脂肪を減らす……内臓脂肪は尿酸を増やす原因になります。食べすぎを控えて体を適度に動かし、内臓脂肪を減らしましょう。

②アルコール、プリン体を控える……アルコールには尿酸の排泄を妨げる作用があり、プリン体は尿酸の原料となります。魚や肉に多く含まれるプリン体は水に溶けやすい性質があるので、水にさらしたりゆでたりすると減らすことができます。

③十分な水分をとる……糖分を含まない0kcal(キロカロリー)の水やお茶で水分を十分にとり、尿酸の排泄を促しましょう。

慢性腎臓病の9大指標やたんぱく尿・クレアチニン値の推移もわかって便利！ 3年書き込み式「腎機能管理シート」

慢性腎臓病の患者さんが生き方を変えて生活習慣を見直し、腎機能を長期に維持していくためには、**記録**が欠かせません。病院で受けた血液検査や尿検査の結果を紙で受け取っても、そのときの状態しかわかりませんが、そのつど記録をしていくことで、自分の病状がどのように変化しているかがわかります。また、**血清クレアチニン値の推移をもとに腎臓寿命のグラフ**（30ページ参照）を書き、自分の腎臓の未来を予測したうえで、**PDCAケア**（41ページ参照）を進めていくことができます。

次ページから、**血清クレアチニン値のほか慢性腎臓病の9大指標「BMI（身長・体重）・禁煙・食塩・血圧・血糖値（空腹時血糖・ヘモグロビンA1c）・脂質（総コレステロール・LDLコレステロール・HDLコレステロール・中性脂肪）・カリウム・たんぱく質・尿酸」**に基づいた記録ができる**「腎機能管理シート」**を用意しました。2ヵ月ごとに検査値を書き込めば3年、3ヵ月ごとなら4年半、腎機能の管理ができます。ぜひ活用してください。

●腎機能管理シート

		受診日	月　日（　）	月　日（　）
		採血状況	空腹／食後　h	空腹／食後　h
血圧		[mmHg]	／	／
身体計測	身長	[m]		
	体重	[kg]		
	腹囲	[cm]		
	BMI　＊体重÷（身長［メートル］×身長［メートル］）			
喫煙		[本／日]		
尿検査	尿たんぱく定性（○をつける）		－・±・＋ 2＋・3＋	－・±・＋ 2＋・3＋
	尿たんぱく定量	[mg/dL]		
	尿アルブミン／Cr比	[mg/gCr]		
	尿中クレアチニン定量	[mg/dL]		
腎機能	クレアチニン値（血清クレアチニン）	[mg/dL]		
	eGFR	[mL/min/1.73m^2]		
	BUN（血中尿素窒素）	[mg/dL]		
	UA（尿酸）	[mg/dL]		
脂質	TC（総コレステロール）	[mg/dL]		
	LDLコレステロール	[mg/dL]		
	HDLコレステロール	[mg/dL]		
	TG（中性脂肪）	[mg/dL]		
電解質	K（カリウム）	[mEq/L]		
栄養	TP（総たんぱく）	[g/dL]		
	ALB（アルブミン）	[g/dL]		
血糖	FBS（空腹時血糖）	[mg/dL]		
	HbA1c（ヘモグロビンA1c）	[%]		
貧血	血色素量（Hb：ヘモグロビン）	[g/dL]		
食塩	1日の平均的な摂取量	[g]		
たんぱく質	1日の平均的な摂取量	[g]		
メモ				

（「CKD管理ノート」（日本腎臓学会）を参考に作成）

月　日(　)	月　日(　)	月　日(　)	月　日(　)	月　日(　)
空腹／食後　h	空腹／食後　h	空腹／食後　h	空腹／食後　h	空腹／食後　h
／	／	／	／	／
－・±・＋ 2+・3+	－・±・＋ 2+・3+	－・±・＋ 2+・3+	－・±・＋ 2+・3+	－・±・＋ 2+・3+

●腎機能管理シート

		受診日	月　日(　)	月　日(　)
		採血状況	空腹／食後　h	空腹／食後　h
血圧		[mmHg]	／	／
身体計測	身長	[m]		
	体重	[kg]		
	腹囲	[cm]		
	BMI　＊体重÷（身長［メートル］×身長［メートル］）			
喫煙		[本／日]		
尿検査	尿たんぱく定性（○をつける）		－・±・＋ 2＋・3＋	－・±・＋ 2＋・3＋
	尿たんぱく定量	[mg/dL]		
	尿アルブミン／Cr比	[mg/gCr]		
	尿中クレアチニン定量	[mg/dL]		
腎機能	クレアチニン値（血清クレアチニン）	[mg/dL]		
	eGFR	[mL/min/1.73m²]		
	BUN（血中尿素窒素）	[mg/dL]		
	UA（尿酸）	[mg/dL]		
脂質	TC（総コレステロール）	[mg/dL]		
	LDLコレステロール	[mg/dL]		
	HDLコレステロール	[mg/dL]		
	TG（中性脂肪）	[mg/dL]		
電解質	K（カリウム）	[mEq/L]		
栄養	TP（総たんぱく）	[g/dL]		
	ALB（アルブミン）	[g/dL]		
血糖	FBS（空腹時血糖）	[mg/dL]		
	HbA1c（ヘモグロビンA1c）	[%]		
貧血	血色素量（Hb：ヘモグロビン）	[g/dL]		
食塩	1日の平均的な摂取量	[g]		
たんぱく質	1日の平均的な摂取量	[g]		
メモ				

月　日(　)	月　日(　)	月　日(　)	月　日(　)	月　日(　)
空腹／食後　h	空腹／食後　h	空腹／食後　h	空腹／食後　h	空腹／食後　h
／	／	／	／	／
ー・±・＋ 2＋・3＋	ー・±・＋ 2＋・3＋	ー・±・＋ 2＋・3＋	ー・±・＋ 2＋・3＋	ー・±・＋ 2＋・3＋

●腎機能管理シート

		受診日	月　日(　)	月　日(　)
		採血状況	空腹／食後　h	空腹／食後　h
血圧		[mmHg]	／	／
身体計測	身長	[m]		
	体重	[kg]		
	腹囲	[cm]		
	BMI ＊体重÷（身長［メートル］×身長［メートル］）			
喫煙		[本／日]		
尿検査	尿たんぱく定性（○をつける）		－・±・＋ 2＋・3＋	－・±・＋ 2＋・3＋
	尿たんぱく定量	[mg/dL]		
	尿アルブミン／Cr比	[mg/gCr]		
	尿中クレアチニン定量	[mg/dL]		
腎機能	クレアチニン値（血清クレアチニン）	[mg/dL]		
	eGFR	[mL/min/1.73m²]		
	BUN（血中尿素窒素）	[mg/dL]		
	UA（尿酸）	[mg/dL]		
脂質	TC（総コレステロール）	[mg/dL]		
	LDLコレステロール	[mg/dL]		
	HDLコレステロール	[mg/dL]		
	TG（中性脂肪）	[mg/dL]		
電解質	K（カリウム）	[mEq/L]		
栄養	TP（総たんぱく）	[g/dL]		
	ALB（アルブミン）	[g/dL]		
血糖	FBS（空腹時血糖）	[mg/dL]		
	HbA1c（ヘモグロビンA1c）	[%]		
貧血	血色素量（Hb：ヘモグロビン）	[g/dL]		
食塩	1日の平均的な摂取量	[g]		
たんぱく質	1日の平均的な摂取量	[g]		
メモ				

●腎機能管理シート

		受診日	月　日(　)	月　日(　)
		採血状況	空腹／食後　h	空腹／食後　h
血圧		[mmHg]	／	／
身体計測	身長	[m]		
	体重	[kg]		
	腹囲	[cm]		
	BMI　＊体重÷（身長 [メートル] ×身長 [メートル]）			
喫煙		[本／日]		
尿検査	尿たんぱく定性（○をつける）		－・±・＋ 2+・3+	－・±・＋ 2+・3+
	尿たんぱく定量	[mg/dL]		
	尿アルブミン／Cr比	[mg/gCr]		
	尿中クレアチニン定量	[mg/dL]		
腎機能	クレアチニン値（血清クレアチニン）	[mg/dL]		
	eGFR	[mL/min/1.73m²]		
	BUN（血中尿素窒素）	[mg/dL]		
	UA（尿酸）	[mg/dL]		
脂質	TC（総コレステロール）	[mg/dL]		
	LDLコレステロール	[mg/dL]		
	HDLコレステロール	[mg/dL]		
	TG（中性脂肪）	[mg/dL]		
電解質	K（カリウム）	[mEq/L]		
栄養	TP（総たんぱく）	[g/dL]		
	ALB（アルブミン）	[g/dL]		
血糖	FBS（空腹時血糖）	[mg/dL]		
	HbA1c（ヘモグロビンA1c）	[%]		
貧血	血色素量（Hb：ヘモグロビン）	[g/dL]		
食塩	1日の平均的な摂取量	[g]		
たんぱく質	1日の平均的な摂取量	[g]		
メモ				

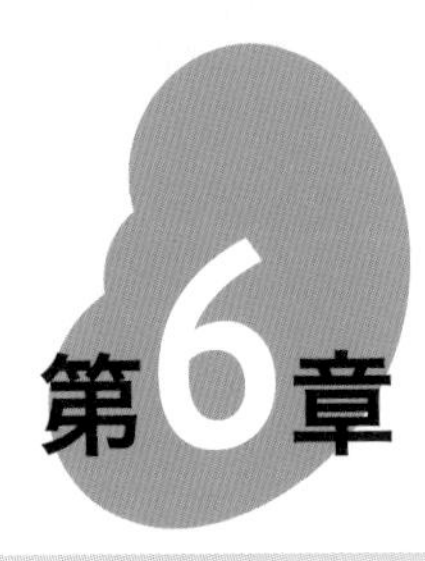

第6章

腎臓は血液の毒素・老廃物を浄化する臓器のため、毒素を入れない、つくらないで出す生き方が誰にも必要

いつもの薬で腎機能低下を招く人が実は多く、鎮痛薬NSAIDs、抗菌薬、一部の降圧薬に要注意

腎臓は、老廃物や余分な水分、塩分などを尿として体外に排泄していますが、私たちが利用している薬も体内で利用された後は腎臓を通じて排泄されます。そのため腎臓は薬の影響を受けやすく、薬によって障害され、腎機能が低下することは決して珍しくありません。これを**「薬剤性腎障害」**といいます。薬の服用後数日以内に**尿量の減少**、**むくみ**、**だるさ**、**食欲低下**、**クレアチニン値の上昇**などが現れ、早期に対処すれば数日で回復しますが、対処が遅れて重症になれば命にかかわることもあります。

最も多いのは、**非ステロイド性消炎鎮痛薬**[*1]**（NSAIDs）**によるものです。NSAIDsには消炎・鎮痛・解熱の効果があり、関節痛・筋肉痛・神経痛・頭痛・生理痛や発熱に対して広く用いられ、市販もされています。ほかにも一部の**降圧薬**[*2]**（ACE阻害薬、ARB、利尿薬など）**や、**抗菌薬**[*3]**（抗生物質）**などでも起こります。

薬剤性腎障害が起こる原因に、**腎臓の血流不足**があります。NSAIDsには炎症を抑え血管を収縮させる働きがあるため、腎臓に流れ込む血液が減少しますが、高齢

＊1　ロキソニン、アスピリン、セレコックス、ボルタレン、ナイキサン、インドメタシンなど。
＊2　ACE阻害薬：タナトリル、レニベース、コバシルなど。ARB：ニューロタン、ブロプレス、ディオバン、アジルバなど。
［以下次ページ欄外につづく］

者や高血圧・糖尿病を合併し動脈硬化がある人はもともと腎臓の血流が少ないため、NSAIDsの作用が加わると腎臓が一気に血流不足に陥り、腎臓のろ過機能が低下します。また、ACE阻害薬、ARB、利尿薬などの降圧薬は血流を減少させることで血圧を下げますが、薬が効きすぎたり、夏などに**脱水ぎみ**になっていると腎臓の血流不足が起こり、腎機能低下につながります。

ほかにも、血流不足が長く続いて**酸欠**になり、腎臓の尿細管（糸球体でろ過された尿のもとが通る組織）で細胞が壊死（えし）して腎障害に陥ることがあります。**抗菌薬**や**抗がん剤**の中には腎臓の細胞に直接障害を与えるものもあり、薬に対するアレルギー反応から腎機能が低下することもあります。

薬剤性腎障害を防ぐには、**水分を十分にとり脱水にならないよう注意**すること、**NSAIDsを飲みすぎたり、漫然と飲みつづけたりしない**ことです。降圧薬などの処方薬を服用中に気になる症状が現れたら、すぐに医師に相談してください。自己判断で薬をやめると危険な場合があります。慢性腎臓病の担当医は腎機能をチェックしながら、薬を処方しています。もし市販薬を使いたい場合は、必ず事前に相談しましょう。飲み合わせの悪い薬もあるため、ほかの病気で別の医師の診察を受けるときは、お薬手帳を持参し、ご自身が慢性腎臓病であることを伝えることも大切です。

薬を飲みすぎていないか、副作用が出ていないか常に注意

［＊2つづき］利尿薬：ループ利尿薬（ダイアート、ラシックス、ルプラック）、カリウム保持性利尿薬（アルダクトンA、トリテレン）など。
＊3 ペニシリン系抗菌薬、セフェム系抗菌薬など。

便秘で腸内に生じる毒素も腎臓を傷める猛毒で、腸内環境を整える腸活で腎機能が改善する期待大

下痢しやすい、便秘がちといった腸の不調に悩む人は意外に多いものです。意外かもしれませんが、近年、腸と腎臓には密接な関係があり、腸の不調が腎臓を傷める原因になることがわかってきました。これを**「腸腎連関」**といいます。

腸の好不調には**「腸内フローラ（腸内細菌叢）」**のバランスが関係しています。フローラとは、腸に棲みつく約1000種類、100兆個もの腸内細菌が一面に広がるようすを花畑（フローラ）にたとえたものです。

腸内細菌には善玉菌（ビフィズス菌、乳酸菌など）、悪玉菌（ウェルシュ菌、大腸菌など）、どちらでもない菌（日和見菌）があり、勢力争いをしながらバランスを保っていますが、このバランスがくずれると腸の不調が起こり、腎機能が低下します。

例えば、**便秘が重くなるほど慢性腎臓病になるリスクが大きくなる**という調査研究があります。便が腸内に長く留まると、腐敗が起こって有害物質が増えたり、腸から毒素（老廃物）が吸収されたりすることで、それを処理する腎臓の負担が大きくなる

と考えられます。また、ある種の腸内細菌は尿毒症（48ページ参照）の原因になる尿毒素をつくることがわかっていますが、一方で、尿毒素の産生を抑制する腸内細菌もあることが明らかになっています。さらに、腎臓を保護するアミノ酸が腸内細菌によってつくられていることや、インスリン（血糖値を下げるホルモン）の効きをよくする腸内細菌があることも報告されています。

このことから、**腸内環境を整える「腸活」を行えば、腸腎連関を利用して腎機能を強めることが期待できます。**腸活の第一歩は、**善玉菌を増やして腸内フローラのバランスを正すこと**です。善玉菌を増やす発酵食品や食物繊維を意識してとりましょう。

食物繊維は**1日に計24グラム以上をとることが推奨されています。**食物繊維には**不溶性**と**水溶性**があり、一般に**2対1の割合**（不溶性16グラム、水溶性8グラム）でとるといいとされています。ただ、野菜やキノコに多い不溶性食物繊維に比べ、水溶性食物繊維は効率よく摂取できる食品がかぎられ、野菜をたくさん食べれば簡単に8グラムを摂取できるわけではありません。そこで、海藻や納豆、ラッキョウなど、水溶性食物繊維が比較的多い食品を組み合わせ、トータルで1日8グラムをめざすようにするといいでしょう。

水溶性食物繊維が多い食品

- 海藻……コンブ、ワカメ、モズクなど
- 根菜……ゴボウ、キクイモなど
- 熟した果物……バナナ、リンゴ、ミカンなど
- 穀物・豆……大麦、もち麦、ライ麦、大豆など
- その他……寒天、納豆、ラッキョウ、ナメコなど

歯周病菌が出す毒素も糖尿病を招くばかりか血管を傷めて腎機能低下を招くとわかり、丁寧歯磨きが必須

歯周病は歯の健康を損なうだけでなく、歯周病菌が出す毒素が血液を通じて全身を巡り、高血圧や糖尿病、心血管病など、全身の健康に影響を与えます。歯周病菌や炎症から生じる炎症性物質は腎臓の血管の内皮細胞を障害し、高血圧や高血糖は腎機能を低下させるため、**歯周病が進めば慢性腎臓病の悪化も招きます**。また逆に、血糖コントロールが不良だと歯周病が進行するという報告もあります。

歯周病の予防には、毎日の歯磨きを正しく行い、歯周病菌が潜む歯垢（プラーク）を取り除くことが重要です。**歯ブラシ**のほかに**デンタルフロス**や**歯間ブラシ**も使い、**歯の表面だけでなく、歯間や、歯と歯ぐきの間のすきま（歯周ポケット）まで丁寧に磨きましょう**。年齢とともに歯ぐきが下がり、歯垢がたまりやすくなり、歯石があるとさらに歯垢が付着しやすくなります。これらはセルフケアだけで完璧に取り除くことはできません。歯や歯ぐきに異常を感じない場合でも、**1年に3～4回は定期的に歯科を受診**して、歯垢や歯石を取り除いてもらうようにしましょう。

今危険視される老化加速ミネラル「リン」も血管を石灰化して腎臓を傷め、加工食品を減らすのが肝心

体内に存在するミネラルのうち最も多いのはカルシウムで、次に多いのがリンです。リンはカルシウムと結合して骨や歯の成分となるなど、重要なミネラルです。ミネラルは体内でつくることができないため、食品から摂取しなければなりませんが、リンは肉・魚・卵・乳製品などたんぱく質の多い食材に多く含まれており、通常の生活で不足することはまずありません。むしろ、**注意すべきなのは過剰摂取**です。

通常、血液中のリンの濃度は、腎臓(じんぞう)の調節機能が働いて一定に保たれています。ところが、慢性腎臓病で余分なリンを十分に排出できなくなると、血液中にリンがだぶつく**「高リン血症」**になることがあります。血液中にリンが増えると副甲状腺(せん)ホルモンが過剰に分泌(ぶんぴつ)され、その働きで骨からカルシウムが溶け出してしまい、骨がもろくなる骨粗鬆症(こつそしょうしょう)の原因となります。

また、過剰なリンと骨から流出したカルシウムが結合してできる**リン酸カルシウム**は血管壁に沈着して石灰化し、動脈硬化を引き起こす可能性があります。これによ

り、脳卒中や心筋梗塞、腎機能低下が起こる危険性があります。

特に注意が必要なのは、ハムやソーセージなどの肉加工品、魚肉ソーセージやカマボコなどの魚肉加工品、インスタント食品、スナック菓子といった**加工食品に含まれる食品添加物「リン酸塩」に由来する「無機リン」です。**無機リンは肉や魚などの天然の食材に含まれる有機リンよりも腸から吸収されやすい性質があります。そのため気づかないうちに過剰摂取になり、いつのまにか動脈硬化を加速させる「老化加速ミネラル」として問題視されています。**リン酸塩を含む加工食品はなるべくさける**ようにし、利用するときは、**原材料名が書かれたラベルをよく確認して商品を選ぶように注意しましょう。**

慢性腎臓病の治療でリンの摂取を制限しなくてはならないのは、ステージG5や人工透析中の患者さんで高リン血症がある場合ですが、ステージG1～G4でも加工食品の摂取を減らし、リンをとりすぎないよう注意することが、腎機能低下を防ぐことにつながります。

リン酸塩を含む食品の見分け方

- 加工食品を買うさいは、原材料名が書かれたラベルを見ること。
- 原材料名に「リン○○」と書かれている食品は、極力さける。
- 「リン」と書かれていなくても、「PH調整剤」「かんすい」「結着剤」「酸味料」「香料」「膨張剤」などにはリン酸塩を含んでいることが多い。
- 特に「PH調整剤」「かんすい」「結着剤」は、リン酸塩を含んでいる可能性が高い。

不自然な加工食品はさけるにかぎる

飲酒は大量だと慢性腎臓病に伴う脳血管障害やIgA腎症を招き、適量を必ず守りつまみ選びに注意

「酒は百薬の長」といわれてきましたが、最近、少量でもアルコールが健康に悪影響を及ぼす可能性があるとの報告が相次いでいます。アルコールには利尿作用があり、また、アルコールを分解するのに水分が必要で脱水になりやすいため、腎臓の血流が減って腎機能低下につながるのです。過度の飲酒は高血圧、脂質異常症のリスクを高め、腎機能を低下させます。慢性腎臓病で動脈硬化があると少量の飲酒でも脳血管障害を招くリスクが高まります。長期のアルコール摂取により肝機能が低下するアルコール性肝障害からIgA腎症*という腎臓病になる可能性があるともいわれています。

したがって、アルコールはできればとらないに越したことはありません。どうしても飲むなら、必ず**1日当たりのアルコール摂取量を20グラム（日本酒に換算して約1合）未満に留めること**。それ以上になるとたんぱく尿が出るリスクを高めるという報告があります。塩分やプリン体（81ページ参照）が多い酒のつまみはさけ、塩分が多く高脂肪・高糖質・高カロリーの「締めのラーメン」も、腎臓のためにはやめるべきです。

＊IgA（免疫グロブリンA）というたんぱく質が腎臓に沈着することで糸球体が障害される慢性糸球体腎炎。多くは原因不明で発症し、20年後には約40％の人が末期腎不全から人工透析導入が必要になるとされる。国指定の難病。

細菌・ウイルス感染は腎炎やIgA腎症の引き金で手洗い・マスク・鼻呼吸・免疫強化など感染防止対策が不可欠

細菌やウイルスによる**感染症**は、発熱・下痢・嘔吐などから脱水になり、腎臓への血流量が減少し、腎機能低下につながることがあります。また、感染症自体が**急性腎障害**や**IgA腎症**（97ページ参照）の引き金となったり、**慢性糸球体腎炎**の急激な悪化を招いたりすることもあります。腎臓の尿細管（腎臓の糸球体でろ過された原尿が通る組織）と周囲の組織に炎症が起こる、**尿細管間質性腎炎***を引き起こすこともあります。

慢性腎臓病の患者さんは健康な人に比べて免疫力が低下していることが多いため、感染症に対しては万全の予防策が不可欠です。インフルエンザや肺炎などの感染症は、主治医に相談のうえ予防接種を受けておくこと。新型コロナウイルス感染症（COVID-19）のワクチンも、接種について主治医と相談しましょう。

自分で行う感染予防は、**手洗い**、**うがい**、**マスクの着用**といった基本をしっかり行うことが大切です。口呼吸は感染のリスクを高めるので**鼻呼吸**を心がけ、規則正しい生活やバランスのよい食事、適度な運動で**免疫を強化**することも重要です。

＊慢性間質性腎炎で炎症を起こした組織が線維化すると、腎機能が低下する原因になる。

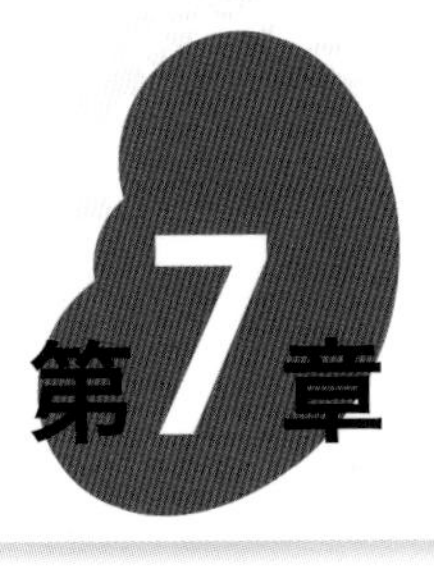

第7章

休みなく働く腎臓には休養が絶対的に必要で、7時間睡眠で腎臓を休めタコ足細胞を低酸素にしない生き方が重要

腎臓病の患者さんは睡眠に無頓着になりがちで、まず睡眠時間は腎臓を休養させる絶好期と考え環境を整えよ

睡眠に問題がある人は慢性腎臓病の発症リスクが高まる[*1]こと、**慢性腎臓病で睡眠の質が低い人は人工透析に至るリスクが約1・3倍高くなる**[*2]ことが報告されています。

食事や運動に気を配っている人も、睡眠の質には意外に無頓着になっていないでしょうか。日中は主に自律神経（意志とは無関係に血管や内臓の働きを支配する神経）のうち交感神経（心身を活動的にする神経）が優位に働きます。腎臓は働き者なので24時間休みなく働いていますが、睡眠中は副交感神経（心身をリラックスさせる神経）が優位になって血管が拡張するため、血圧が下がって、昼間に比べて腎臓のろ過機能が低下します。その間に**良質な睡眠を取ることで腎臓をしっかりと休養させれば、腎機能を高めることにつながります。**

良質な睡眠とは、スムーズな入眠とスッキリとした目覚め、目覚めてから「深く眠れた」という実感があることとです。睡眠の質を上げるには、睡眠環境や生活リズムを整えることが大切です。寝具や寝室の心地よさや静けさ、照明の明るさなどに気を配

*1 Yacong B., et al. Sleep and the Risk of Chronic Kidney Disease: A Cohort Study. J Clin Sleep Med. 2019 Mar. *2 Ryohei Y., et al. Sleep Quality and Sleep Duration with CKD are Associated with Progression to End Stage KidneyDisease. Clinical Journal of American Society of Nephrology. 2018 Nov.

睡眠の時間と環境は最優先で確保

るほか、朝、日中、就寝前の行動にも注意すべき点があります。

❶朝……朝起きたら、カーテンをあけて光を浴びましょう。深い眠りを促すホルモン（メラトニン）は、朝、光を浴びると分泌(ぶんぴつ)が止まり、約14～15時間後に再び分泌が始まります。これにより体内時計がリセットされ、夜深く眠れるようになります。

❷昼間……適度な運動をしましょう。体を動かして日中しっかりと体を目覚めさせておくことで、睡眠と覚醒(かくせい)のリズムにメリハリをつけることができます。

❸夜……夕食は就寝の3時間前までに、入浴は就寝の1～2時間前までにはすませる（夕食の前後1時間はさける）ようにしましょう。どちらも就寝の直前では交感神経が優位になり、寝つきが悪くなります。ニコチンやカフェインは覚醒作用があるので、夕食後の喫煙やカフェインを含む飲み物はさけましょう。アルコールは短時間の眠けを誘うので寝つきはよくなりますが、睡眠後半に眠りが浅くなったり、睡眠時無呼吸（104ﾍﾟｰｼﾞ参照）の重症度と関係があったりと、長期的に見ると睡眠を質・量ともに悪化させるという報告[*1・2]が多数あります。利尿作用もあるので、中途覚醒の原因にもなります。飲むなら夕食とともに適量を飲む程度にすべきです。

明るい青白い光の刺激も交感神経を優位にし、寝つきが悪くなります。**寝る1時間前からはテレビやパソコン、スマートフォンなどを見ない**ようにしましょう。

*1 Mennella JA. Short-term effects of maternal alcohol consumption on lactational performance. Alcohol Clin Exp Res 1998;22:1389-1392 *2 Tanigawa T, et al. Usual alcohol consumption and arterial oxygen desaturation during sleep. JAMA 2004;292:923-925

睡眠時間は7時間（6〜8時間）前後が適度で、長すぎても短すぎても透析に至るリスクは1・5〜2・1倍に上昇すると確認

睡眠時間が1日に6時間未満の人は空腹時血糖値が上昇し、メタボや2型糖尿病の発症のリスクが高まるという報告[*1]があります。では、腎（じん）機能を守るには長時間眠ればいいかというと、そうでもありません。約1600人の慢性腎臓病の患者さんを4年間追跡調査した研究で、睡眠時間が1日5時間以下の人と睡眠時間が8時間を超える人は、約7時間睡眠の人に比べ、人工透析導入に至るリスクがそれぞれ約2・1倍、約1・5倍になること[*2]がわかりました（グラフ参照）。

睡眠は短すぎても長すぎてもよくないという結果ですが、日本人は世界でも睡眠時間が短いといわれており、現実には長すぎる人よりも短すぎる人のほうが多いかもしれません。メタボや高血糖を防ぎ、**慢性腎臓病の悪化を防ぐためにも、1日7時間（6〜8時間）前後の適度な長さの睡眠を確保**するようにしましょう。

睡眠時間と透析リスク[*2]

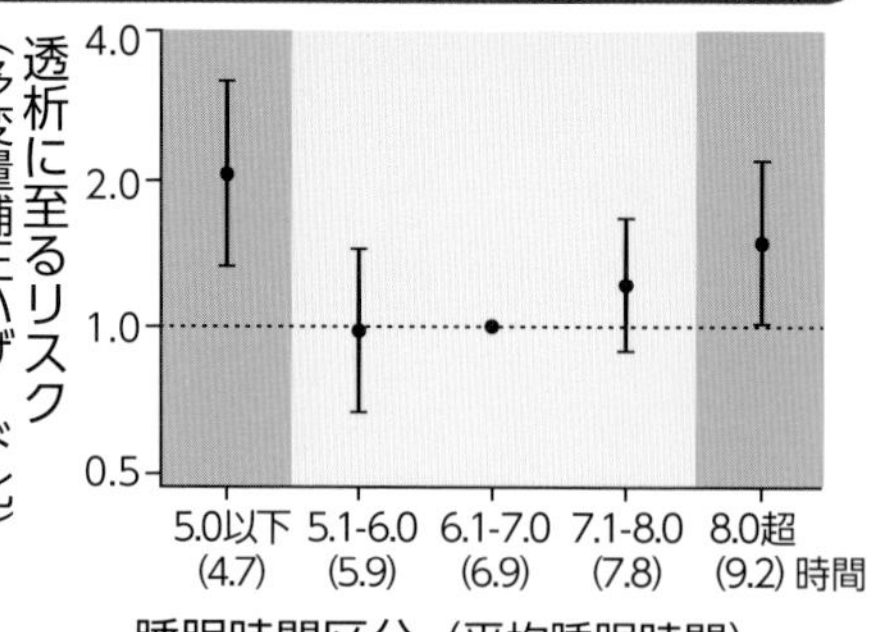

*1 Ryohei Yamamoto, et al. Sleep Quality and Sleep Duration with CKD are Associated with Progression to End Stage KidneyDisease. Clinical Journal of American Society of Nephrology. 2018 Nov. *2 Claire E Kim et al. Association between sleep duration and metabolic syndrome: A cross-sectional study BMC Public Health 2018

枕元にスマホを置かない、いびきに注意、ため息入眠法など私がすすめている7時間深睡眠の秘訣

約7時間深く眠る、良質な睡眠のために、次のことを試してみましょう。

睡眠の途中で起きたとき、枕元にスマホがあるとつい見てしまいがちです。夜中に起きて画面の明るい光を浴びたり時刻を見たりすると、体内時計が狂い、眠りの質が落ちてしまいます。寝返りなどの動きから眠りの深さを測るアプリやスマートウォッチもありますが、**スマホは手の届かないところに置く**ほうが無難です。

枕や寝る姿勢の工夫をしてもいびきが解消せず、いびきと無呼吸をくり返し、熟睡感がない人は、**睡眠時無呼吸症候群**（104ジ参照）の可能性があるので、早めに受診しましょう。寝つきの悪い人は、**「ため息入眠法」**を試しましょう。あおむけに寝て体の力を抜き、おなかいっぱいに酸素を取り込むように、ゆっくりと、深く静かに鼻から息を吸います。そのままゆっくり1～7まで数えたら、ため息をつくように、口からフーッと静かに長い息を吐いて体の力を抜きます。これをくり返すと、自然に入眠することができます。

寝たつもりでも疲れが取れない人は睡眠時無呼吸の疑い大で、血圧上昇と腎機能低下を招くためCPAPを急ぎ検討

睡眠時無呼吸症候群のCPAP療法

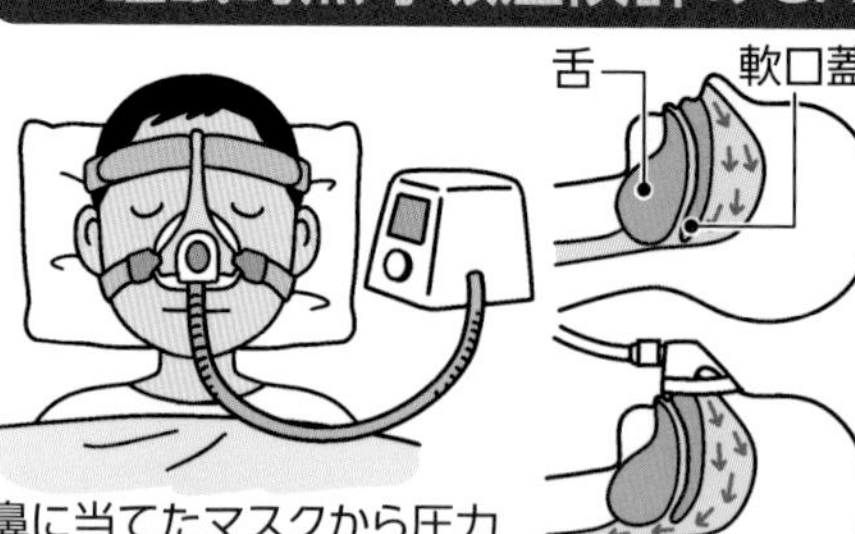
舌
軟口蓋
軟口蓋や舌が気道内に落ち込み、息が一時的に止まる
マスクを通じて送られた空気の圧力で気道が広がり、閉塞を防ぐ

鼻に当てたマスクから圧力をかけた空気を送り込む

睡眠時無呼吸症候群は睡眠中に無呼吸になる発作をくり返す病気で、**慢性腎臓病の保存期**[*1]**の患者さんの65%が睡眠時無呼吸症候群**であるという報告[*2]があります。日中は下半身にたまっていたむくみの水分が、横になると上半身に移動し、気道が狭まりやすくなることが原因と考えられています。途中で起きたり眠りが浅くなったりすることで睡眠の質が低下し、高血圧から腎機能低下を招くほか、心血管病で命の危険もあります。しっかり寝たつもりなのに、朝、疲れが残っている場合は、睡眠時無呼吸症候群の疑いがあり、なるべく早く呼吸器内科や耳鼻咽喉科を受診することをおすすめします。マウスピースを装着して軟口蓋や舌が気道内に落ち込むのを防ぐ治療や、中等症から重症と診断された場合はCPAP[*3]（持続陽圧呼吸）療法という治療（図参照）を行って無呼吸を改善します。

＊1 腎機能が正常時の30%以下の慢性腎不全だが人工透析はしていない時期。＊2 Sakaguchi Y., et al. High prevalence of obstructive sleep apnea and its association with renal function among nondialysis chronic kidney disease patients in Japan: a cross-sectional study. Clin J Am Soc Nephrol. 2011 May. ＊3 Continuous Positive Airway Pressureの略。

ぬるめの湯につかる浴槽入浴の習慣はヘモグロビンA1cや最低血圧を下げるのに役立つと1300人調査で報告

入浴方法と私たちの健康の関係について、興味深い報告がいくつもあります。2型糖尿病の患者さん約1300人を対象に行った研究では、湯船につかる頻度が高い人ほど、血糖値（ヘモグロビンA1c）、最低血圧（拡張期血圧）、BMI（肥満度を示す体格指数）が下がることがわかったのです。*これは、温かい湯につかることで体温が上がって血管が広がること、血流がよくなりNO（一酸化窒素。49ページ参照）が生じること、インスリンの効きがよくなることによる効果と考えられます。腎機能（eGFR）については湯船につかる頻度との明確な相関関係はなかったものの、浴槽入浴が血糖値・高血圧・肥満の改善に役立つならば、腎機能の改善にも期待が持てます。

このほかにも浴槽入浴には、筋肉をほぐしたり、リラックス効果で安眠できたりと、さまざまなメリットがあります。毎日でなくてもいいので、週に2～3回は浴槽入浴をおすすめします。ただし、慢性腎臓病の人は、入浴時に「血圧を大きく変動させない」よう注意してください。**湯温はぬるめに設定する、浴室と脱衣所の寒暖の差**

*Katsuyama H. et al. Habitual Hot-Tub Bathing and Cardiovascular Risk Factors in Patients With Type 2 Diabetes Mellitus: A Cross-Sectional Study. Cardiol Res. 2022 Jun.

を小さくするなどの配慮をして、ゆったりと浴槽入浴を楽しみましょう。

入浴のしかた

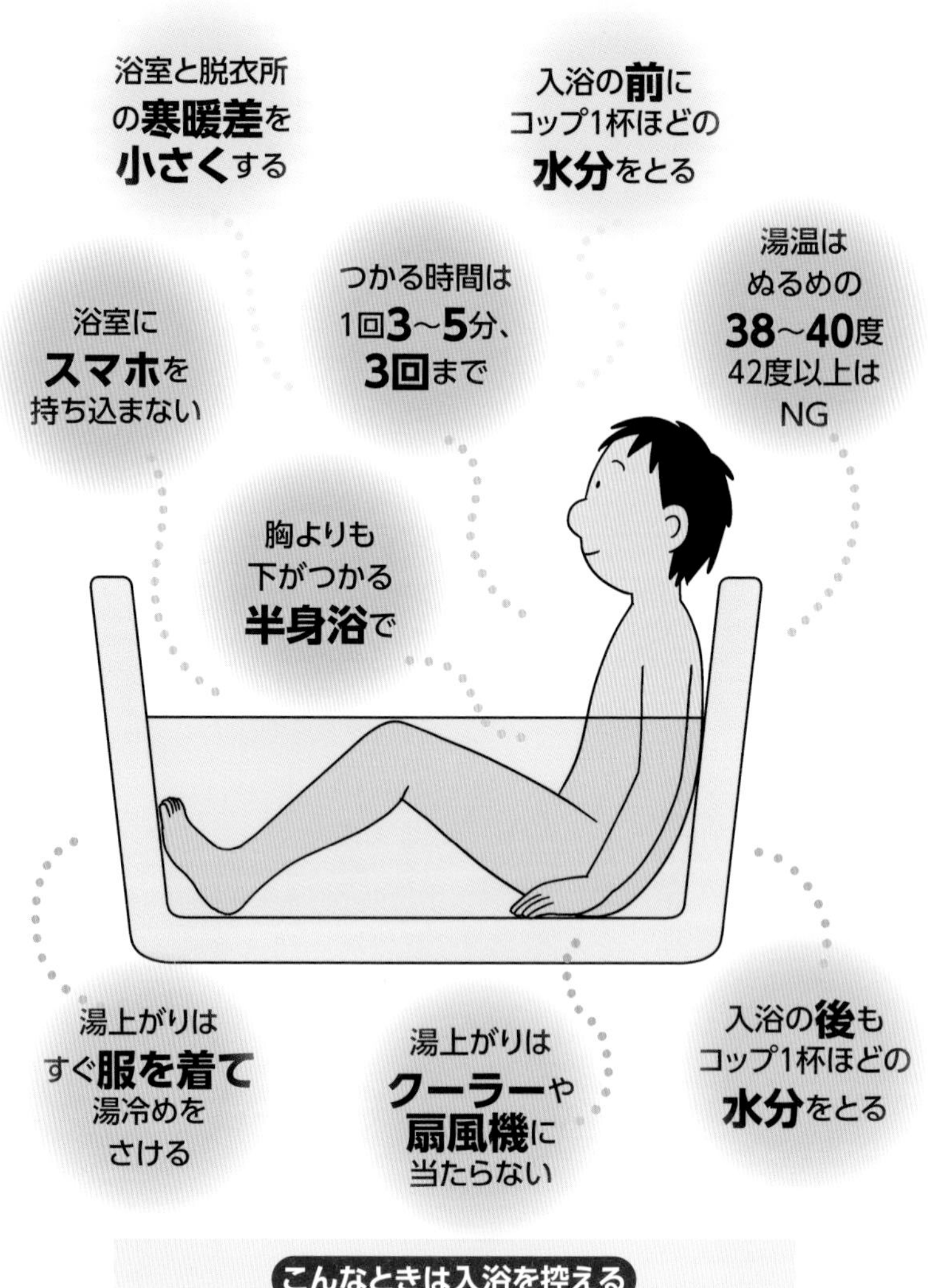

浴室と脱衣所の**寒暖差**を**小さく**する

入浴の**前**にコップ1杯ほどの**水分**をとる

浴室に**スマホ**を持ち込まない

つかる時間は1回**3～5**分、**3回**まで

湯温はぬるめの**38～40**度 42度以上はNG

胸よりも下がつかる**半身浴**で

湯上がりはすぐ**服を着て**湯冷めをさける

湯上がりは**クーラー**や**扇風機**に当たらない

入浴の**後**もコップ1杯ほどの**水分**をとる

こんなときは入浴を控える

- いつもより血圧が高い
- 強いむくみがある
- 食事の直前・直後（最低1時間はあけて入浴する）
- 飲酒後（酔いがさめないうちに入浴しない）
- 人工透析をした日（透析をしている人）

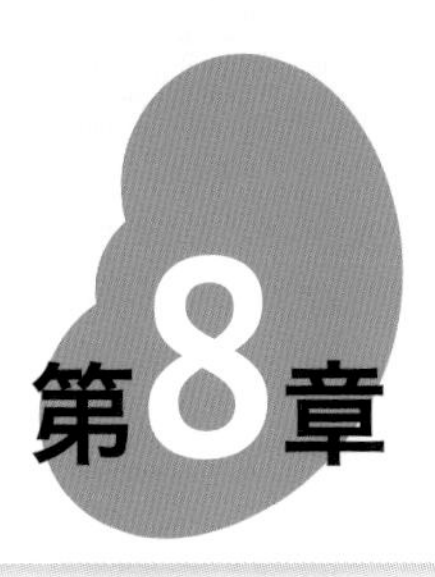

腎臓は食事の影響を受けやすい臓器。

腎機能を守り強める

シンプル食事術新ガイド

食事は1日3食がベスト。朝食抜き・夕食抜き・遅い夕食はたんぱく尿が出るリスクが高まると新研究で判明

「令和元年国民健康・栄養調査」（厚生労働省）によれば、朝食を欠食している人は全体の約12％。忙しい現代では、1日3食とれずに欠食したり、毎日決まった時間に食事をとれなかったりという人も多いかもしれません。しかし、私たちの体は、食べ物から取り入れた栄養からつくられます。朝ご飯抜きで空腹が長時間続いたり、深夜に食事をとったりといった食習慣が、決して健康的なものではないことは、誰しもなんとなく実感しているのではないでしょうか。

私たちの体に備わった体内時計は、24時間よりも少し長いことがわかっています。地球の時計と体内時計とのズレをリセットできるのは、毎朝起きたときに浴びる光の刺激と、もう一つ、食事の刺激であることがわかってきました。近年、食事のタイミングが健康に影響を及ぼすことが、さまざまな研究から判明しつつあるのです。

約2万6000人を対象として3年以上行われた国内の調査研究[*1]では、**遅い夕食や朝食抜きの食習慣のある人は、たんぱく尿が出るリスクが高まる**ことがわかりまし

＊1 Tokumaru T, et al. Association between Unhealthy Dietary Habits and Proteinuria Onset in a Japanese General Population: A Retrospective Cohort Study. Nutrients 2020 Aug.

た。体格の変化やウエスト周囲径の変化とたんぱく尿との間には相関関係がなかったことから、メタボの影響などではなく、遅い夕食や朝食抜きといったイレギュラーな食習慣そのものが、腎臓（じんぞう）に悪い影響を与えていることが示唆されました。

別の調査研究でも、朝食の欠食とたんぱく尿には関係があると認められました[*2]が、体格も関係しており、朝食を欠食している人のうちでも、低BMI（18・5未満の低体重）の人のほうがたんぱく尿が出やすいとわかりました。**やせすぎだとたんぱく尿が出やすいことは知られていましたが、朝食を抜くとさらにリスクが高まる**のです。

ほかにも、朝食・夕食をほぼ毎日食べる女性と比較して、そうでないと回答した女性のほうが、たんぱく尿が出るリスクが1・3〜1・5倍高いという報告もあります[*3]。

これらの結果から推測できることは、朝食抜きや夕食抜きで次の食事までの間があいたり、遅い夕食で次の食事までの間が短かったり、また、本来は内臓が休んでいるはずの夜間に食事をしたりといった、**通常の時間から外れた不規則な栄養摂取が、腎臓に悪影響を与える**のではないかということです。

1日3食が健康にいいという明確な証拠はありませんが、前の食事から長い時間をあけたり、逆に間が短かったりすることのない、**「規則正しい1日3食」**が体のリズムを整え、腎臓にもいい影響を与えるといえそうです。

「規則正しい1日3食」が重要

＊2 Muratsu J, et al. Lower body mass index potentiates the association between skipping breakfast and prevalence of proteinuria. Frontiers in Endocrinology. 2022 Aug. ＊3 Tomi R, et al. Frequency of Breakfast, Lunch, and Dinner and Incidence of Proteinuria: A Retrospective Cohort Study. Nutrients 2020 Nov.

塩分・糖質・油脂のとりすぎをいかに防ぐかがカギ。口にするものの栄養成分表示は必ずチェック

慢性腎臓病（じんぞう）では、特に、**塩分・糖質・油脂のとりすぎに注意が必要**ですが、腎臓をいたわる食事療法は実はシンプルです。無自覚に食べていると「とりすぎ」になりがちな食べ方を、ちょっとした気づきで変えていくだけです。このシンプルな食事術さえ身につければ、腎臓にいい食生活を生涯気楽に続けていけるでしょう。

まずは、これまで無自覚にとりすぎになっていた塩分・糖質・油脂を減らすことがカギになります。

ヒトの味覚には「塩味・甘味・酸味・苦味・うま味」の5つがあるといわれています。マウスを使った近年の研究[*1]では、脂肪の味を感じ取るセンサーもあることがわかってきました。つまり6つ目として「脂肪味」があるというわけです。**このうち塩味は塩分のとりすぎ、甘味は糖質、脂肪味は油脂のとりすぎにつながります。**では、塩味・甘味・脂肪味の食品を減らすには、どうすればいいのでしょうか。

味を感じるセンサーは、毎日継続してとっている味に鈍感になります。センサーが

＊1 Yasumatsu K, Iwata S, Inoue M, Ninomiya Y, Fatty acid taste quality information via GPR120 in the anterior tongue of mice. Acta physiologica 2018 Oct.

敏感になれば、わずかな味つけでも物足りなさを感じることがなくなり、とりすぎを防ぐことができるのです。

センサーを研ぎ澄ます効果的な方法は、**塩味・甘味・脂肪味を感じる食品や調味料を減らして、味覚をリセット**することです。「なんだ、結局我慢か」とがっかりせず、トライしてみましょう。ただし最初は期間を1週間とし、塩味・甘味・脂肪味を意識して減らします。**冷や奴にかけていたしょうゆをポン酢にする、間食の菓子パンの代わりに野菜ジュースを飲む、脂っこいラーメンをやめてとろろそばにする、といった「お試し」を1週間続けてみる**のです。そして1週間後、トライ前と同じ味つけの食事をしてみて、少しでも「塩辛い」「甘すぎる」「脂っこい」と感じたら占めたものです。塩味・甘味・脂肪味を意識して減らした食事を続けましょう。もし従来どおりの味つけに戻りそうなら、再び1週間トライ。**こうして何度も味覚のリセットをくり返すうちに、塩分・糖質・油脂のとりすぎが徐々に改められていく**でしょう。

もう一つ、シンプルな食事術を進めるうえで大切なことは、相手を知ることです。**口にする市販食品の栄養成分表示*は、必ず確認する**こと。想定よりも塩分が多かったり、カロリーが高かったりすることに気づくはずです。表示を参考にすれば、塩分・糖質・油脂を減らすにはどの食品を選べばいいか判断することができます。

＊食品表示法により「熱量（エネルギー）」「たんぱく質」「脂質」「炭水化物」「ナトリウム（食塩相当量に換算した数値）」の5項目について表示が義務づけられている。

食事療法中のエネルギー不足・たんぱく質不足が増加中。自分に必要なエネルギー量の算出法

慢性腎臓病（じんぞう）で食事療法を続けていると、糖質や脂質の摂取を制限するあまり、1日に必要なエネルギーやたんぱく質が不足することがあります。自分に必要な摂取エネルギー量やたんぱく質の量を正しく知り、過不足なく摂取することが大切です。

1日に必要な適正エネルギー摂取量は、目標とする体重に目標体重1キロ当たりのエネルギー係数をかけて求めます（58ページ参照）。標準体重（BMI22となる体重）を目標体重にする場合は、身長（メートル）の2乗に22をかけて目標体重を求めます（次ページの図参照）。

1日にとるべきたんぱく質量は慢性腎臓病のステージG2までは一般の人と同じで、「日本人の食事摂取基準（2020年）」では1日に必要な総エネルギーに対する割合で示されています。

ステージG3以降でたんぱく質の摂取量に制限があると、どうしてもエネルギーが不足しがちになるので、糖質や脂質で補います。ただ、糖質や脂質のとりすぎは腎機

1日当たりの適正エネルギー摂取量の求め方

肥満がなく、標準体重を目標とする場合

（肥満がある場合は58～59ページを参照）

＊BMIが22になるときの体重が「標準体重」で、最も病気になりにくい状態とされている。

1日の適正エネルギー摂取量	＝	標準体重［キロ］	×	エネルギー係数 25～35［キロカロリー］

＊標準体重はBMI＝22として次の式で求める。
標準体重＝（身長［メートル］×身長［メートル］）×22
＊適正エネルギー摂取量は年齢・性別・活動量・糖尿病の有無などでも変わるので、くわしくは医師や管理栄養士に相談する。

【例】身長160センチ、エネルギー係数35キロカロリー
標準体重：（1.60×1.60）×22=2.56×22≒56
標準体重はおよそ56キロ、これを上の式に当てはめると、
56×35＝**1,960キロカロリー**が1日当たりの適正エネルギー摂取量となる。

（「糖尿病診療ガイドライン2019」（日本糖尿病学会）を参考に作成）

能の低下につながります。そんなときは、慢性腎臓病用にたんぱく質量を調整した「治療用特殊食品」（80ページ参照）や、**MCT＊オイル**を活用しましょう。

MCTオイルは、中鎖脂肪酸という小さな分子構造を持つ油です。ほかの油に比べて消化・吸収が早く、エネルギーに素早く変換され、体脂肪として蓄積されにくい特徴があります。たんぱく質制限をしている人のエネルギー不足を補うために、病院食でも使用され、スーパーやデパートでも市販されています。無味無臭で料理の味を損なわないため、無理なく摂取エネルギーをアップすることができます。ただし、高温加熱すると泡立って煙が出たり発火したりする性質があるので、炒め物や揚げ物には使えません。飲み物やサラダなどに常温で加えてとるようにしましょう。

やせすぎにも要注意

＊Medium Chain Triglyceride＝中鎖脂肪酸。とりすぎると下痢をすることがあるため、最初は1日に小さじ1杯程度から始め、ようすを見て量を増やすといい。

菓子パン・ラーメン・天ぷら・うどん・丼ものは腎臓の大敵。週1〜2食にとどめ「一汁三菜の低塩和食」を基本にする

コンビニやスーパーにいろいろな種類の菓子パンが並び、ラーメンや天ぷら、うどん、丼ものを出す飲食店がたくさんあるのは、好んで食べる人が多いからでしょう。確かに、砂糖やバター、クリームなどをたっぷり使った菓子パンや、高カロリーな一品料理は、手軽に食べられるうえ、その甘味や油脂分がつくる風味、ボリュームによって満足感が得られるようにつくられています。しかしこれらの食べ物は、**高カロリー・高糖質・高脂質食品の代表**で、腎臓に負担をかける大敵です。また、GI値[*]が高く、**食後高血糖（72ページ参照）を起こしやすい**食品が多いことも要注意です。

腎臓を守り強化するためには、これらの食品は食べないに越したことはないのですが、甘いお菓子で気分転換をしたり、評判のラーメンを食べてみたかったりすることもあるでしょう。そんなときも、**せめて週1〜2食程度にとどめましょう**。ふだんの食事は**栄養バランスのいい一汁三菜の和食を基本とし、和食の欠点である塩分過多に注意すれば、理想的な食事に近づきます**。

＊GI＝Glycemic Indexの略。食品中の糖質の吸収されやすさを表す数値で、高いほど食後血糖値が上昇しやすいとされる。GI値が高い食品には、上白糖などの糖類、白パン・白米・うどんなど精白された穀物とその加工品、ジャガイモ、ニンジンなどがある。

外食・中食・惣菜がおいしいのは一般に塩分・砂糖・油脂・添加物が多いため！ 自分で調節できる自炊が腎臓には一番

レストランなどでプロの料理人が腕をふるう料理を味わう外食や、デパ地下やスーパーで惣菜を買って持ち帰ったり、配達してもらったりして料理を家庭で食べる中食（なかしょく）は、おいしく感じるものです。

それは、目新しい食材や凝った味つけで飽きさせない工夫がしてあることのほかに、一般に、味をくっきりときわ立たせ、豊かな風味づけをするために、**塩分・砂糖・油脂をふんだんに使っているものが多い**という理由もあるでしょう。動脈硬化を加速させる無機リンの過剰摂取につながる**リン酸塩**（96ページ参照）など、さけたい**食品添加物**が使用されている場合も考えられます。たまに食べるのはいいですが、慢性腎臓病の毎日の食事療法は、外食・中食・惣菜ばかりでは難しいでしょう。

外食・中食・惣菜のように完成された食品から、塩分・砂糖・油脂を引いて減らすことはまず不可能です。塩分・糖分・脂肪分のとりすぎをさけ、腎臓をいたわる食事を実現するなら、**味つけや食材選びの自由度が高い自炊が一番らく**です。

「めんどくさい」は不健康の始まり

食物繊維は腎機能強化の重要栄養で、「野菜嫌い」の人ほどたんぱく尿の発症率が高いとわかった

かつて食物繊維不足は健康とは関係がないと考えられていましたが、1971年に食物繊維の摂取量が少ないと大腸がんのリスクが高まるという論文が発表されて以来[*1]、研究が進み、便通の改善をはじめ、全身の健康との関連が明らかになっています。

腸腎連関（ちょうじんれんかん）（92ページ）があることから、腎臓の健康には腸の健康が非常に大切ですが、ここで欠かせないのが、野菜などに豊富に含まれる食物繊維です。食物繊維は便通を整えるほか、腸内の有害物質や老廃物をからめ取って排泄（はいせつ）したり、糖分や脂肪分の吸収をゆるやかにし、余分な糖分や脂肪分を排出したりする働きのほか、善玉菌のエサとなって、腸内フローラ（92ページ参照）のバランスを整えるのにも役立ちます。

実際、約1万人を対象とした調査で[*2]、「野菜が嫌いだ」と答えた人のほうが、「好き」と答えた人に比べて、その後の健康診断でたんぱく尿を発症するリスクが男性で1・59倍、女性で1・95倍も上昇することが報告されています。**積極的に食物繊維をとることが腎機能強化につながる**と裏づけられた形です。

＊1 Burkitt D P. Epidemiology of cancer of the colon and rectum. Cancer 1971 July.
＊2 Ozaki S, Yamamoto R, et al. Vegetable Preference and Prediction of Proteinuria: A Retrospective Cohort Study. Ann Nutr Metab 2021 Oct.

たんぱく質は低脂質の鶏のささみや胸肉、サバ缶、大豆製品、納豆が腎臓にやさしくおすすめ

たんぱく質の摂取制限が必要になる慢性腎臓(じんぞう)病のステージG3以降の人も、制限のない人も、たんぱく質の「質」には注意が必要です。肉・魚・大豆製品は、人体に存在するアミノ酸のうち体内で合成できない9種類の「必須(ひっす)アミノ酸」すべての必要量を満たす「アミノ酸スコア100」の食品が多く、良質なたんぱく源といえます。

肉類は脂身があり、脂質とカロリーのとりすぎにつながりやすいので牛・豚はヒレやもも肉など、鶏肉は低脂質のささみや胸肉を選びましょう。大豆製品は肉に匹敵する量のたんぱく質を含み、しかも低脂質で低カロリーです。

青魚、サバの水煮缶や刺身もおすすめです。中でもEPAやDHA*が豊富なEPAは傷ついた血管を修復して動脈硬化を予防するホルモン、「アディポネクチン」の分泌(ぶんぴつ)にも関係しており、腎臓にやさしい食材です。

ただし栄養成分やアミノ酸スコアはそれぞれ異なり、特定の食材さえ食べていればいいわけではありません。いろいろな食材を組み合わせてとるよう心がけましょう。

*EPA: エイコサペンタエン酸、DHA: ドコサヘキサエン酸。どちらも青魚などに多く含まれる不飽和脂肪酸で、血液中の脂質を減らして血栓を予防、血圧やコレステロール値、中性脂肪値を改善するとされる。

高血糖が心配ならご飯を木綿豆腐に置き換えるとよく、塩・しょうゆは控えショウガ・ネギ・ラー油で味つけして私も常食

日本人の主食の白飯は、パンやうどんとは異なり、塩分がほぼ0（ゼロ）というメリットがあります。ただ、ご飯に合うおかずは味の濃いものが多く塩分摂取量が多くなりがちなことと、白飯は糖質が多く、食べすぎれば高血糖が心配という点がデメリットです。おかずは塩分を減らすとして、高血糖が心配でご飯を減らすなら、**豆腐に置き換えるのがおすすめです。塩分0で糖質（炭水化物）が少ないうえ、良質な植物性たんぱく質がとれます。**木綿豆腐なら食べごたえもあります。

実は、私は毎日3食分のご飯を木綿豆腐1丁[*1]に換え、ショウガやニンニク、ネギなどの薬味と、しょうゆ代わりの少量の無塩のラー油でおいしく食べています。食事の最初に辛いものを食べると、その刺激で嚥下（えんげ）（飲み込むこと）の反射にかかわる物質が分泌（ぶんぴつ）され、誤嚥（ごえん）[*2]が防止できるという報告もあり、ラー油はおすすめです。ただ、ラー油にゴマ、干しエビなどを加えた具材入りのラー油は、食塩が添加されていることが多いのでさけましょう。

白飯と豆腐の栄養成分比較

	たんぱく質	炭水化物	食塩相当量
白飯	2.5グラム	37.1グラム	0
木綿豆腐	**7.0グラム**	**1.5グラム**	**0**
絹ごし豆腐	5.3グラム	2.0グラム	0

（可食部100グラム当たり）
（文部科学省「食品成分データベース」より作成）

＊1 豆腐1丁の重さは300～400グラム程度のものが多いが、商品や地域により異なる。私が食べているのは1丁400グラム程度。たんぱく質の摂取制限のある人はとりすぎにならないように注意すること。
＊2 飲み込んだものが誤って気道に入ること。

食卓に塩・しょうゆ・ソースはNG！ 酢・ラー油・カレー粉・スパイス・薬味を常備すれば自然と減塩できる

日本人の1日当たり平均食塩摂取量の6割以上は、調味料に由来（65ページ参照）するので、調味料の使用量を減らすだけで減塩を大きく進めることができます。市販の減塩しょうゆなど、塩分を減らした調味料を利用するほかに、次のような工夫をしてみましょう。

❶食卓に調味料は置かない、調味料を上からかけない

すぐ手に取れるところに調味料の容器を置いて、調味料を料理の上からかけていないでしょうか。なんとなく習慣でかけてしまうことも多いので、食卓に塩・しょうゆ・ソースは置かないようにしましょう。必要な調味料は小皿に取っておき、ごく少量を「つける」ようにします。外食のさいも同様に、食卓に置かれた調味料を使うときは上からかけず、小皿や皿の端に取り、つけて食べるようにしましょう。

❷常備するならラー油・カレー粉・スパイス・薬味、カツオ節などを

ラー油やゴマ油などの風味のある油、コショウやショウガ、ニンニク、カレー粉などのスパイス、ネギやシソ、ゴマなどの薬味、カツオ節などを常備しましょう。これらを用いて味にアクセントをつけたり、うまみを加えたりすることで、塩分が少なくてもおいしく感じられ、自然と減塩できます。ただし、カレー粉やラー油は食塩が入っていないものを選びましょう。

❸酢を活用する

スープなどに、ごくわずかな酸味（なめても酸っぱさが感じられないほどに薄めたもの）を加えるだけで、実際よりも塩味が強く感じられるという報告[*]があります。食卓ではしょうゆの代わりに酢じょうゆやポン酢を使うのもいいでしょう。

❹だしを効かせる

うまみがあると薄味でもおいしく感じられるので、だしは濃いめに取りましょう。ただし、市販されているだしの素には食塩が含まれているものも多いため、必ず原材料表示を確かめて選びましょう。

❺調味料をつける前に一口食べる

料理の味を確かめずに、調味料をかけたりつけたりしていませんか。調味料を使わずに、試しに一口食べてみましょう。素材そのものの味や、調理の過程でつけた下味が感じられ、調味料なしか、ほんの少量でおいしく食べられることもあります。

＊畑江敬子ほか「食酢希釈液と食塩水溶液の閾値および食酢と食塩の共存が閾値に及ぼす影響」日本調理科学会誌2009年

「もったいないから食べる」「甘い物は別腹」「飲まないとやってられない」……腎機能低下を招く決まり文句

食べたい、飲みたい気持ちを解放するための決まり文句があります。例えば、残さず食べるのが美徳として、**「もったいないから残さず食べる」**。そんなしつけを受けた人も多いでしょう。確かにフードロスは問題ですが、腎臓にとっては負担になります。事前の見積もりを厳しくして、食べ切れる量を盛りつけるよう心がけましょう。

「デザートは別腹」は本当だとされています。血糖値が下がると分泌されるオレキシンという物質の働きで、先に食べたものが腸に送り出され胃にスペース（別腹）ができるのです。満腹後に別腹ができる人は、食後高血糖で血糖値が急上昇・急降下しているかもしれません（72ページ参照）。食後高血糖と別腹を防ぎ、腎臓を守りましょう。

「飲まないとやってられない」と、ストレス解消目的で飲酒する人は要注意です。飲酒が腎機能低下を招く以外にも、依存症を招く危険もあります。ストレスを忘れたと感じるまで飲むことが習慣になると、しだいに量も増えます。体を動かしたり趣味に没頭したりと、飲酒以外のストレス解消法を見つけ、心と腎臓をいたわりましょう。

イライラしたら食べずに歩く

本書で紹介した以外にも、数多くの食事の注意点があります。くわしくは『腎機能がみるみる強まる食べ方大全』（上月正博著・文響社刊）をご覧ください。

腎臓を守る食べ方に加えて食前に筋トレ、食後に有酸素運動をすれば食後高血糖が防げて腎臓を守る効果がアップ

腎臓（じんぞう）を守る食べ方に加え、軽い運動で腎臓を守る効果を高めることができます。食後高血糖（72ページ参照）を防ぐには、食前にスクワットなど軽い筋トレをしましょう。筋肉に蓄えられたグリコーゲン（糖質）をあらかじめ使って減らすことで、食事から取り入れた糖質が筋肉に取り込まれ、食後高血糖を防げます。食後に速足ウォーキングなどの軽い有酸素運動（酸素を取り入れながら筋肉を動かす運動）をすれば、筋肉が糖を消費し、血糖値が上がりにくくなります。筋肉をつけたい場合は食後に筋トレでもＯＫです。食事で取り入れた糖質が先に利用されるため、筋肉内のグリコーゲン（糖質）が分解されエネルギーに利用されるのを防ぎながら、食事でとったたんぱく質からの筋肉の合成を促すことができます。ただし食後は消化器に血液が集まるので、血流が低下した腎臓には休憩が必要です。20～30分（就寝前の夕食後は1時間）静かに座って安静を保ち、腎臓の血流量が回復するのを待ってから、仕事や運動などを始めましょう。腎機能を強める効果の高い運動のしかたは、次章で紹介します。

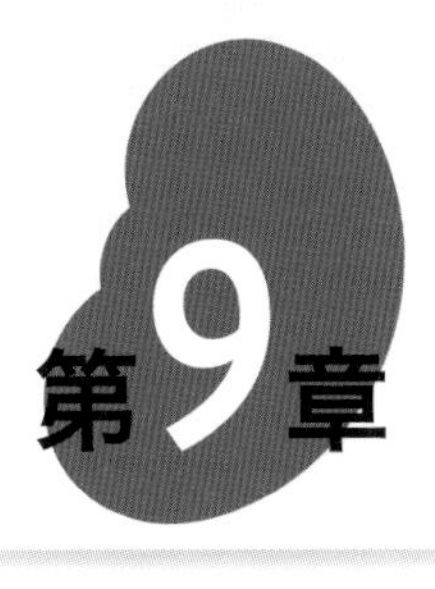

第9章

腎臓病に安静第一は
古くて危険な指導！
運動は腎臓を守り
クレアチニン値も
尿たんぱくも改善し
寿命を延ばすまさに薬

慢性腎臓病の人は適度な運動をするほうが総死亡率が30％以上低下し透析導入も抑制

腎機能を維持・改善し、慢性腎臓病や、そこから派生する心血管病などによる死亡リスクを減らすカギは、**運動療法**にあります。かつて腎臓病の治療では「安静第一」が常識でしたが、現在はそれが180度転換して**「安静はよくない」**が常識となり、**日本腎臓学会も慢性腎臓病の治療として運動療法を推奨**[*1]しています。

ではなぜ、運動が腎臓にいい影響を与えるのでしょうか。

運動をすると、糸球体の出口の血管（輸出細動脈）が広がることがわかっています。出口が広がれば糸球体にかかる圧も下がるため、タコ足細胞（46ページ参照）がはがれ落ちることなく、フィルターの役割を果たすことができます。糸球体の出口の血管を広げる効果がある薬（ACE阻害薬などの降圧薬）もありますが、適度な運動は、まさに薬と同じような働きをするのです。ほかにも、運動によって血流がよくなることで、血管を拡張し血圧を下げる働きがあるNO（一酸化窒素。49ページ参照）が増えたり、適度な運動習慣を持つと活性酸素（39ページ参照）を無害化するSOD[*2]という酵素の働き

＊1「CKD診療ガイドライン2023」（日本腎臓学会）
＊2 SOD: Superoxide Dismutase＝スーパーオキシドディスムターゼ（抗酸化酵素）

運動療法で総死亡率が低下・透析導入を抑制

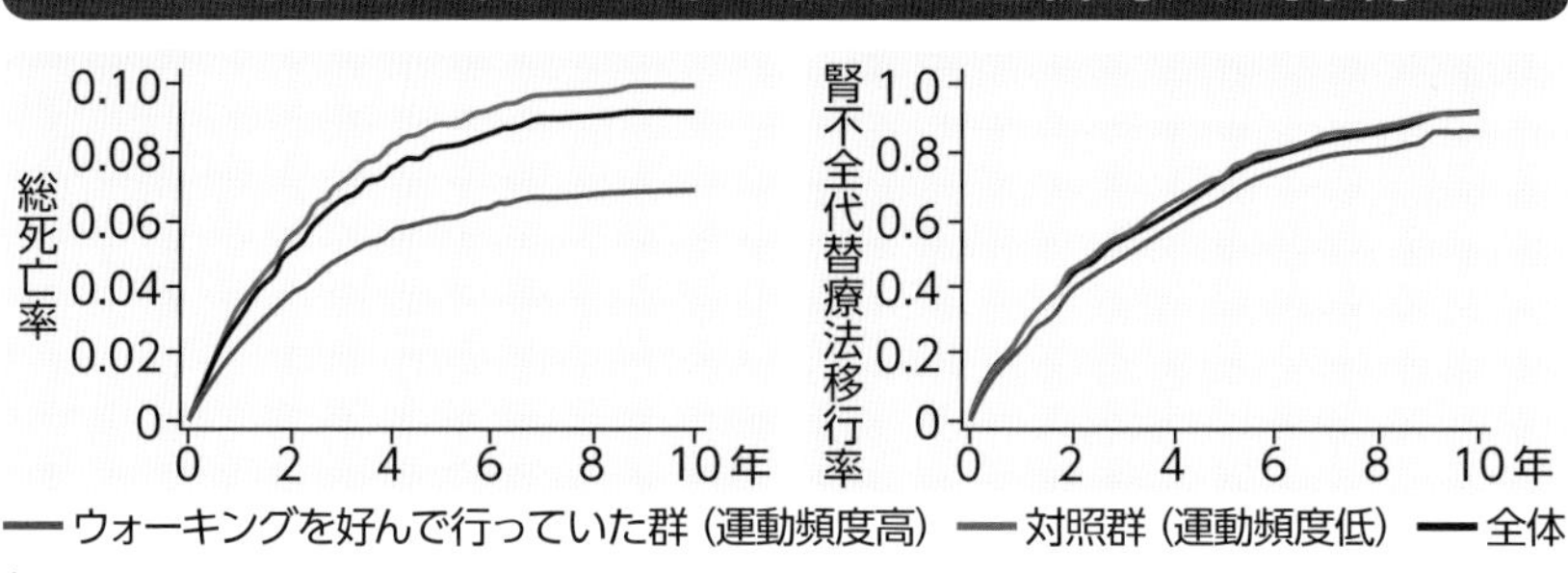

(Chen I-Ru, et al. Association of walking with survival and RRT among patients with CKD stages 3-5, Clin J Am Soc Nephrol. 2014.より)

がよくなったりと、メリットがたくさんあります。

日本をはじめ世界各国でも、運動療法の効果を裏づける研究成果が次々に発表されています。

例えば、虚血性心疾患（しっかん）のある**透析中の患者さんが運動療法を行ったところ、総死亡率・心死亡率（心臓病による死亡の割合）ともに30％以上低下**したという報告[*1]があります。台湾では、運動習慣がある慢性腎臓病の患者さんと、運動習慣がない患者さんを10年間追跡調査した研究[*2]が行われました。対象となったのは、ステージG3～G5の患者さん6000人以上。結果は、運動習慣のない患者さんに比べて**運動習慣（定期的なウォーキング）がある患者さんのほうが、調査期間中の総死亡率が33％も低くなりました**（上左グラフ参照）。しかも、**末期腎不全から腎代替療法（人工透析・腎移植）に移行する率も、運動を続けた人のほうが低い**という結果でした（上右グラフ参照）。適度な運動を習慣として続ければ腎機能を維持することができ、人工透析導入に至るリスクを低減できるのです。

＊1 Kutner N G, et al. Cardiac Rehabilitation and Survival of Dialysis Patients after Coronary Bypass. J Am Soc Nephrol. 2006.　＊2 Chen I-Ru, et al. Association of walking with survival and RRT among patients with CKD stages 3-5, Clin J Am Soc Nephrol. 2014.

日ごろ座りっぱなしの人はたんぱく尿が出やすく革靴やヒール靴をやめてスニーカーを履き立ち歩き動けば腎機能が改善

日本人の成人が平日に座って過ごす平均時間は、なんと1日7時間。ほかの国・地域の平均値よりも2時間も長いという報告[*1]があります。WHO（世界保健機関）も座りすぎは世界で年間200万人の死因になるとして、喫煙や飲酒と同様、健康リスクを高める問題としています。日本人を対象とした研究[*2]でも、日中の座位時間が2時間増えるごとに死亡リスクが15％増加することがわかりました。しかも、余暇に身体活動量を増やしても、日中座っている時間が長いと死亡リスクが高まるのを完全にはさけられないこともわかりました。つまり、**「座りっぱなし」は健康を脅かす**のです。

慢性腎臓病との関係では、就業形態を「座位」と回答した男性は、そうでない男性と比べて、**たんぱく尿を発症するリスクが1・35倍も上昇**するという報告[*3]や、テレビの視聴時間が2時間未満の高齢者に比べ、3時間以上の高齢者は、慢性腎臓病の進行リスク（クレアチニン値・血圧・BMIなど慢性腎臓病のリスクを高める検査値を総合評価）が34％も上昇するという報告[*4]があります。デスクワークの人も、毎日家で過ご

*1 Bauman A, et al. The descriptive epidemiology of sitting. A 20-country comparison using the International Physical Activity Questionnaire (IPAQ). Am J Prev Med.2011 Aug. *2 Koyama T, et al. Effect of Underlying Cardiometabolic Diseases on the Association Between Sedentary Time and All-Cause Mortality in a Large Japanese Population: A Cohort Analysis Based on （以下次ページ欄外へつづく）

す高齢者も、**定期的に立ち上がって歩いたり軽い運動を行ったりして、座りっぱなしをさけることが慢性腎臓病の予防・改善につながります。**

座りっぱなしを解消するために、次のような方法を試してみましょう。

❶動きやすいスニーカーにする……オフィスでデスクワークをする人なら、硬い革靴や高いヒール靴をやめて、キビキビと歩き回りやすいスニーカーに替えてみましょう。伸縮性があり、立ったり座ったりしやすいストレッチスーツや、一見ビジネスシューズに見える、歩きやすい靴底の靴も市販されています。スポーツ庁でも、楽しく毎日の健康づくりをしようと、歩きやすい靴と服装での通勤スタイルを推奨しています。座りっぱなしのデスクワークをさけるために、スタンディングデスクで立って仕事をする試みもあります。

❷定期的に立ち歩く時間を決める……30分～1時間に一度は立ち上がって歩きましょう。タイマーなどを活用して、30分～1時間たったら休憩時間を3～5分取ると決めて立ち上がり、トイレに行ったり、飲み物を取りに行ったりします。パソコンやスマートフォンのタイマーを利用すると便利です。目的は違いますが、ポモドーロ・テクニック（25分の集中作業と5分間の休憩で構成する時間管理術）に使用するためのタイマー用ソフトやアプリ、動画サイトなども利用できるでしょう。

「らく」「簡単」ばかりを選ばない

the J-MICC Study. J Am Heart Assoc. 2021 Jul. ＊3 Fujii Y, et al. Occupational sedentary behavior and prediction of proteinuria: a retrospectivecohort study. J Nephrol. 2021 Jun. ＊4 Hawkins M, et al. TV Watching, but Not Physical Activity, Is Associated With Change in Kidney Function in Older Adults .J Phys Act Health. 2015 Apr.

腎機能の維持・改善にはタコ足細胞に酸素を届ける有酸素運動が重要で、1日「こま切れ5千歩以上ウォーキング」で十分と判明

適度な運動を続けて行うことで、腎機能の低下を防ぐことができます。それによって**人工透析の導入を回避したり、先送りしたりすることも可能**です。また、すでに人工透析を受けている人にとっても、運動は重要です。慢性腎臓病が進行すると合併しやすい**心筋梗塞や脳卒中などのリスクを、運動によって下げることができます**。

おすすめの運動は、ウォーキングなどの**有酸素運動**です。酸素を取り入れながら行う有酸素運動は、腎臓の糸球体のタコ足細胞に新鮮な酸素を届けることができます。

慢性腎臓病の人が1日に約5000歩以上を歩いたら腎機能が維持・向上したという報告があります。* これには通勤や買い物、家事などの生活動作の歩数も含まれるので、1回数分のこま切れウォーキングでも、1日の合計が5000歩以上になれば効果が十分期待できるということになります。

慢性腎臓病の運動療法は「適度な強度」で行いましょう。息が上がるほどきつい運動は筋肉に血液が集まり、腎臓の血流が減って腎臓が障害を受けやすくなります。ま

＊Sato T, et al. Association between physical activity and change in renal function in patients after acute myocardial infarction. PLoS ONE. 2019

た、交感神経（心身を活動的にする自律神経）が活発になって腎臓の血管が収縮し、腎臓に悪影響を及ぼすほか、血圧が急上昇して心血管病のリスクも高まります。

かといって、軽すぎる運動では効果が上がりません。人によって適当なペースや歩数などは異なるので、**必ず医師に相談してから始める**べきですが、**目安は息が上がる手前の、毎分の心拍数が安静時より20〜30回増える程度です。これくらいの強度の運動を1日20〜60分、週に3〜5回行えば十分です。**

運動療法をさけるべき人

以下に当てはまる人は運動療法はさけましょう。

- **重度（Ⅲ度）の高血圧**
  最高血圧／最低血圧が家庭血圧で160ミリ以上かつ／または100ミリ以上、診察室血圧で180ミリ以上かつ／または110ミリ以上で重度と診断される
- **糖尿病で250ミリグラム以上の高血糖**
- **ＢＭＩが30以上の肥満**
- **急性腎炎**
- **急激に腎機能が悪化している**
- **心臓病（心不全・狭心症など）で状態が不安定**

★ネフローゼ症候群（尿中にたんぱく質が多量に出て血液中のたんぱく質が減ってしまう状態）、慢性糸球体腎炎（慢性的な炎症でたんぱく尿や血尿が出る状態）の人は、症状が落ち着いてから主治医と相談が必要

できることから始めればいい

それまで運動習慣のなかった人は、「らくにできる」と感じる程度、例えば1回に2〜3分程度の散歩などから始めてかまいません。最初は軽い運動でも継続することが大切で、あとは強度を徐々に上げていけばいいのです。無理をして腎臓に負担をかけないことも重要です。

運動するさいは、水分をこまめに補給することを心がけ、安全に注意すること。転倒などの事故や思わぬケガを防ぐために、なるべく動きやすい服装や靴で、運動前には必ずストレッチをしましょう。

慢性腎臓病の人は筋力が落ちて生活動作が低下しやすく
室内運動「東北大学式腎臓体操」から開始

慢性腎臓(じんぞう)病の患者さんでこれまでほとんど運動習慣のなかった人は、筋肉量が減り、筋力が落ちています。筋力が低下したままでは家事などの生活動作が難しくなるばかりか、**サルコペニア**[*]や**フレイル**になるリスクも大きくなります。

これを防ぐため、体操で足腰を鍛えましょう。とはいっても、きつい運動はかえって腎臓を傷めることにつながるので、ここで紹介するのは、自分の体重だけを利用して誰でも簡単に行える、らくな室内運動です。最少の運動量で、筋力の低下や筋肉量の減少を防ぐことができます。

次ジペーから紹介する4種類の**「東北大学式腎臓体操」**は、私たちが開発した**「腎臓リハビリテーション」**で行われる運動療法の一つで、全身の血流を促して腎臓に新鮮な酸素と栄養を送り込み腎臓を守ることが目的です。体を動かすことに慣れ、筋トレやウォーキング中の事故やケガを防ぐ準備運動的な位置づけで、日ごろの運動不足を防ぐ方法として、無理のない範囲でお試しください。

＊サルコペニア：加齢や病気、低栄養、運動不足などが原因で筋肉量が減少したり、筋力が低下したりして、体の機能が低下した状態。フレイル：筋力や精神面を含む活力が低下した虚弱状態。

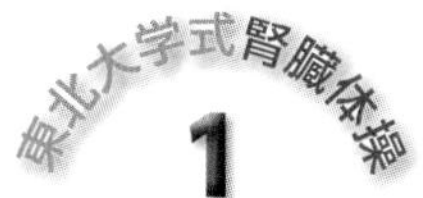

かかとの上げ下ろし

❶両手を腰に当て、両足を肩幅に開いて立つ。

グラつく場合はイスの背などを利用して体を支える。

❷呼吸を止めないよう「ツー」と声を出しながら、５秒かけてかかとをゆっくり上げる。

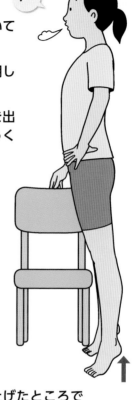

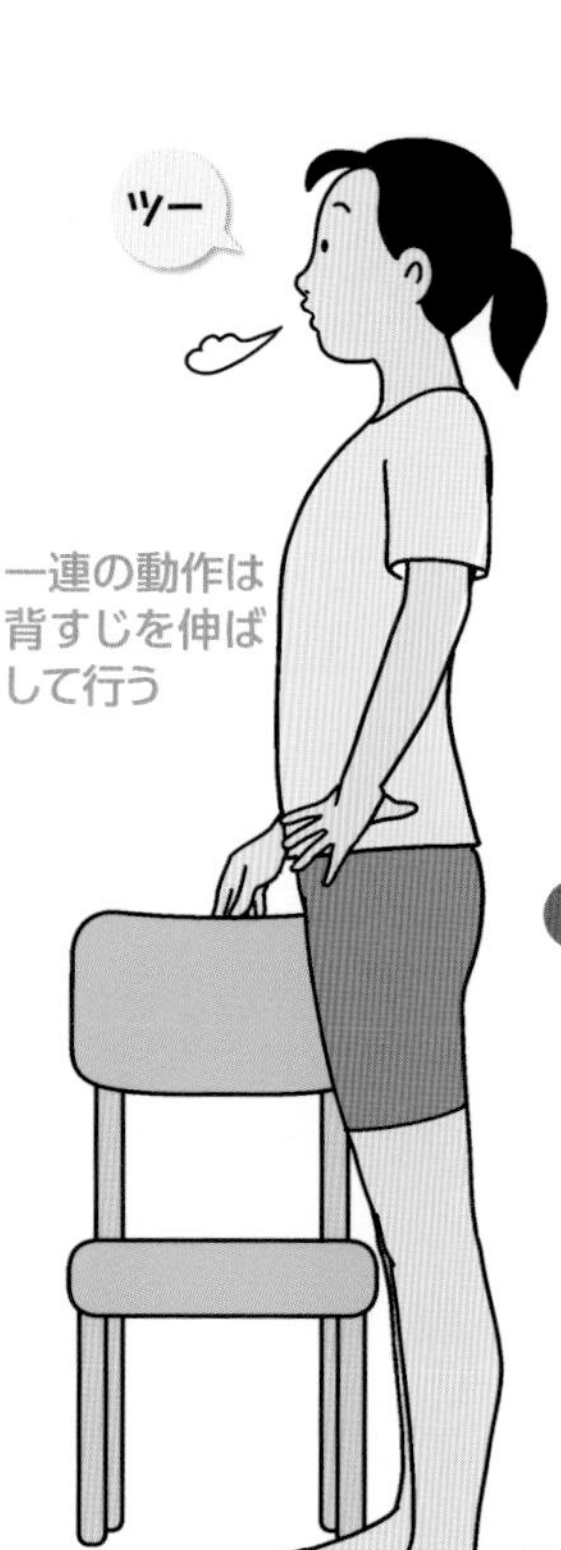
ツー
一連の動作は
背すじを伸ば
して行う

❸かかとを上げたところで息を吸い、呼吸を止めないよう「ツー」と声を出しながら、５秒かけてかかとを下げる。

❷〜❸を
1分間
くり返して
1セット

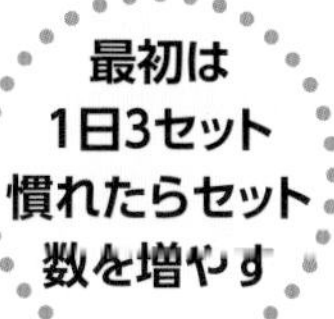
最初は
1日3セット
慣れたらセット
数を増やす

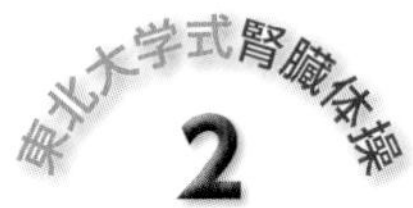

足上げ

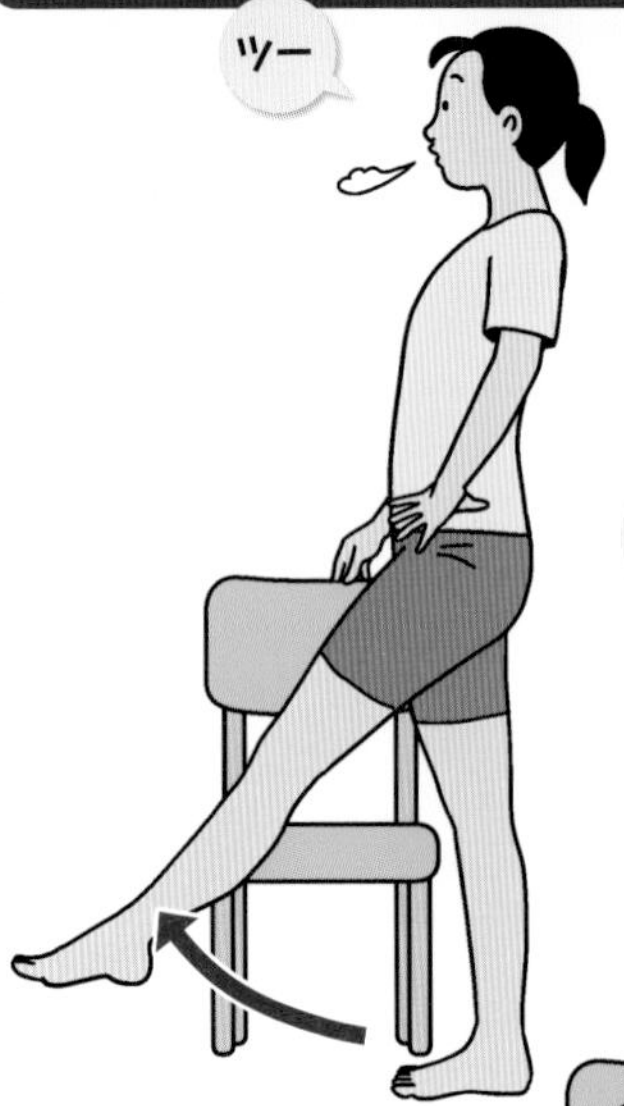

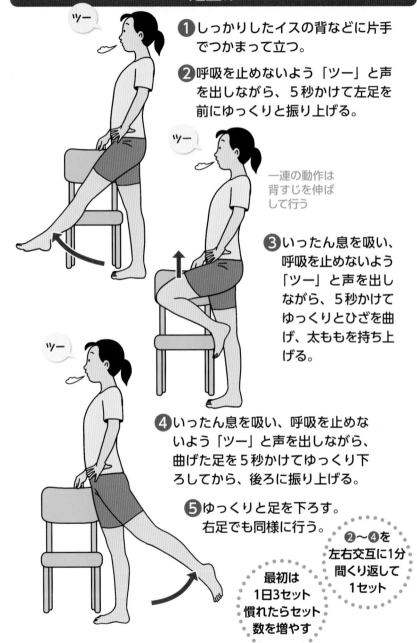

❶しっかりしたイスの背などに片手でつかまって立つ。

❷呼吸を止めないよう「ツー」と声を出しながら、5秒かけて左足を前にゆっくりと振り上げる。

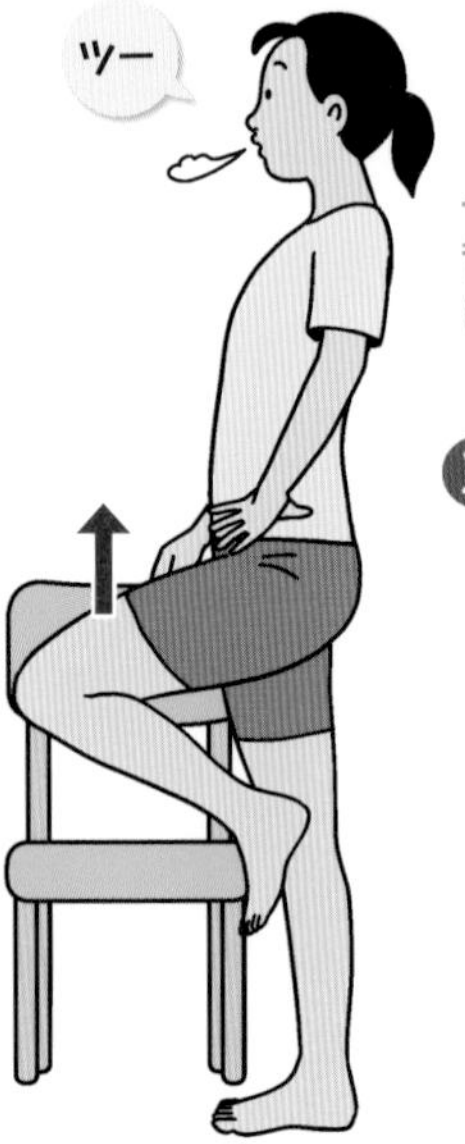

一連の動作は背すじを伸ばして行う

❸いったん息を吸い、呼吸を止めないよう「ツー」と声を出しながら、5秒かけてゆっくりとひざを曲げ、太ももを持ち上げる。

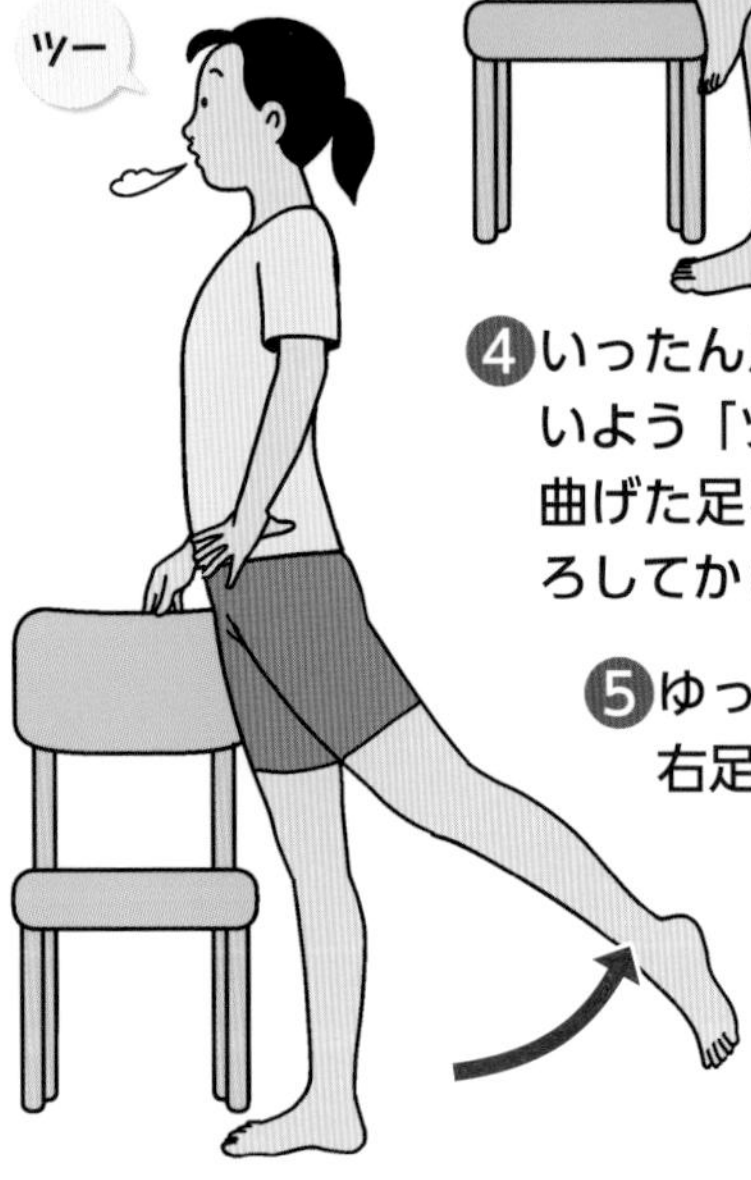

❹いったん息を吸い、呼吸を止めないよう「ツー」と声を出しながら、曲げた足を5秒かけてゆっくり下ろしてから、後ろに振り上げる。

❺ゆっくりと足を下ろす。右足でも同様に行う。

❷〜❹を左右交互に1分間くり返して1セット

最初は1日3セット慣れたらセット数を増やす

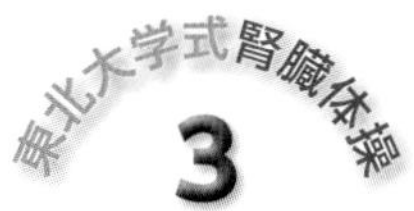

東北大学式腎臓体操

3

中腰までスクワット

❶両手を腰に当てて両足を肩幅に開き、浅い中腰の姿勢で立つ。ひざと爪先は少し外側に向ける。

グラつく場合は、体の正面に置いたイスの背などに両手でつかまって体を支える。

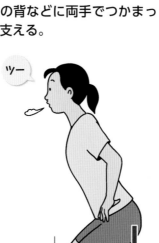

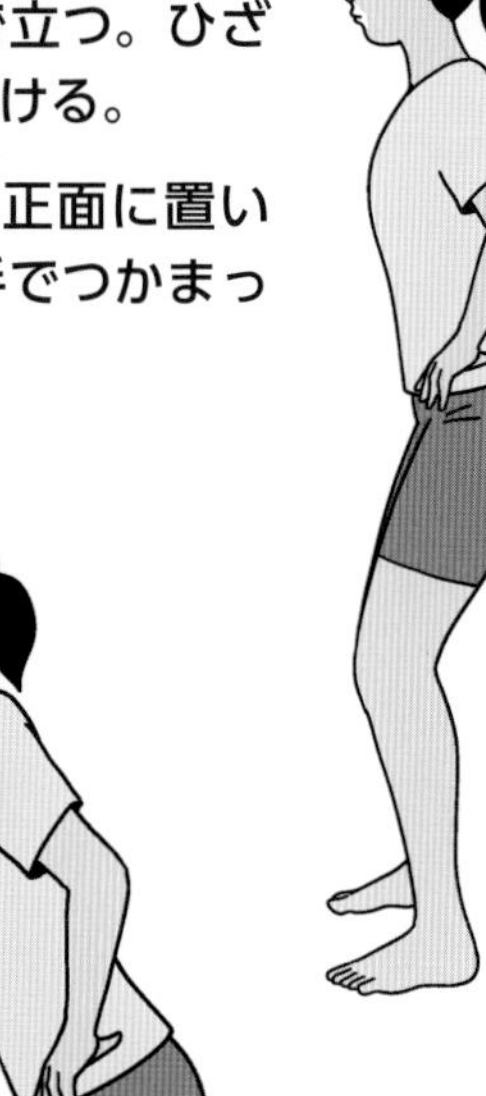

ひざが爪先より前に出ないようにする

❷呼吸を止めないよう「ツー」と声を出しながら、５秒かけて中腰まで腰を落とす。

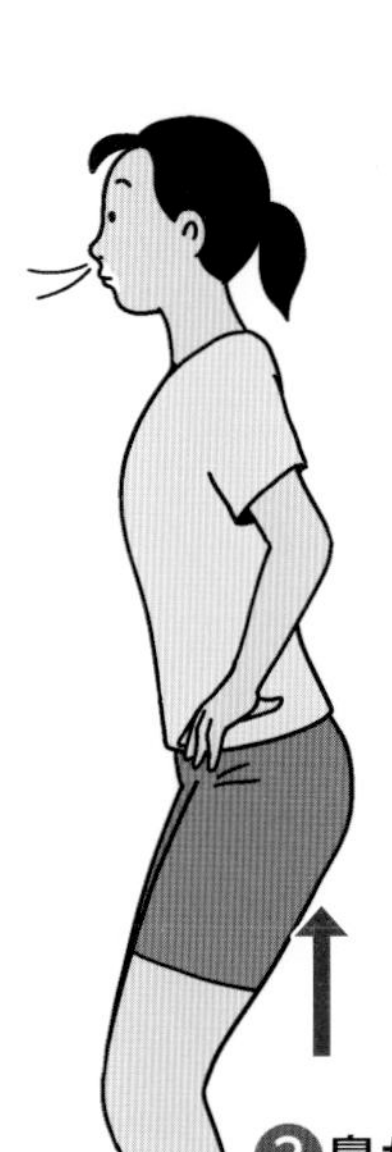

❸鼻から息を吸いながら、５秒かけて腰を上げ、❶の姿勢に戻る。

❷〜❸を1分間くり返して1セット

最初は1日3セット慣れたらセット数を増やす

ばんざい

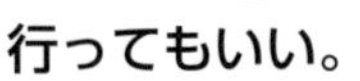

❶両足を肩幅に開いて立つ。

グラつく場合はイスに座って行ってもいい。

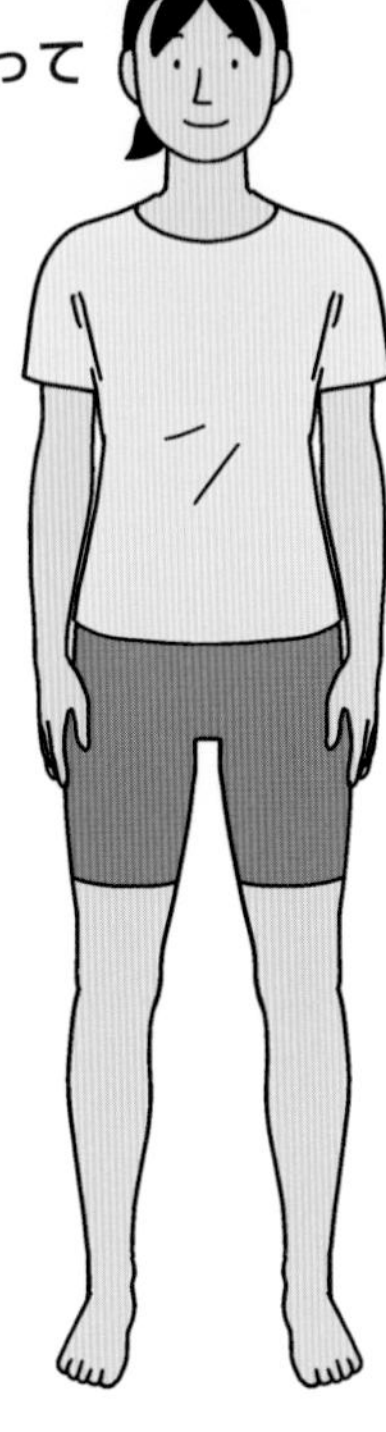

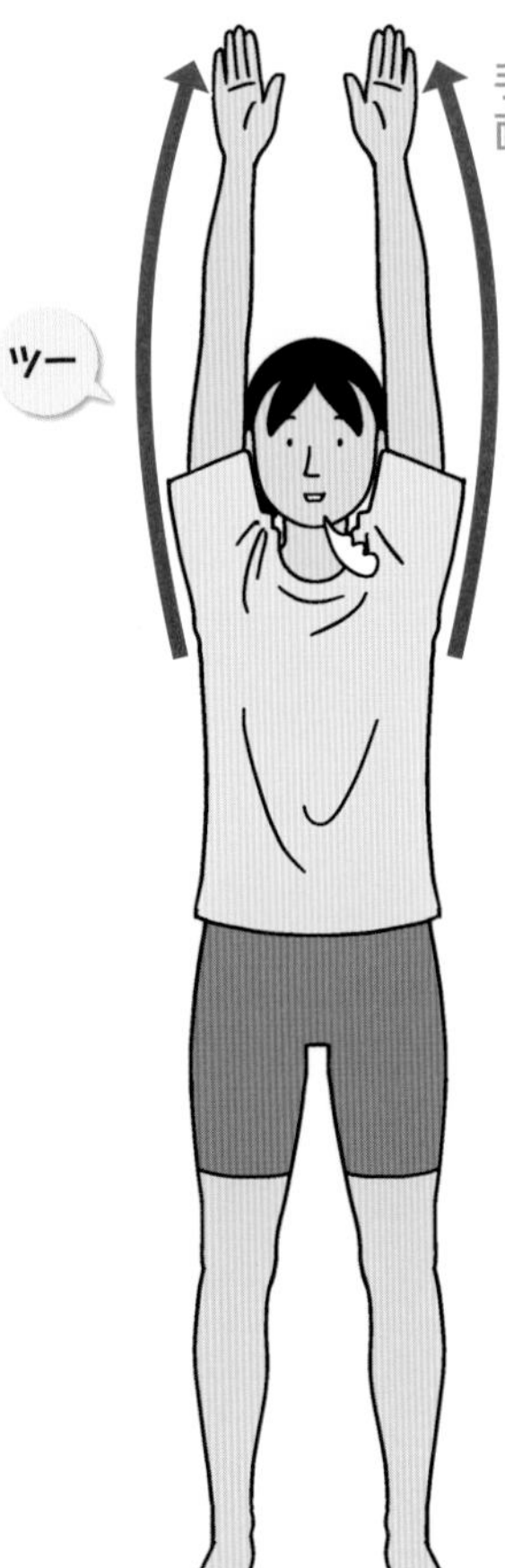

❷呼吸を止めないよう「ツー」と声を出しながら、5秒かけて両腕を「ばんざい」するように上げる。

❸鼻から息を吸いながら、5秒かけて両腕をもとの位置に戻す。

❷〜❸を1分間くり返して1セット

最初は1日3セット慣れたらセット数を増やす

本書で紹介した以外にも数多くの運動法があります。くわしくは、『腎機能自力で強化! 最新1分体操大全』(上月正博著・文響社刊)をご覧ください。

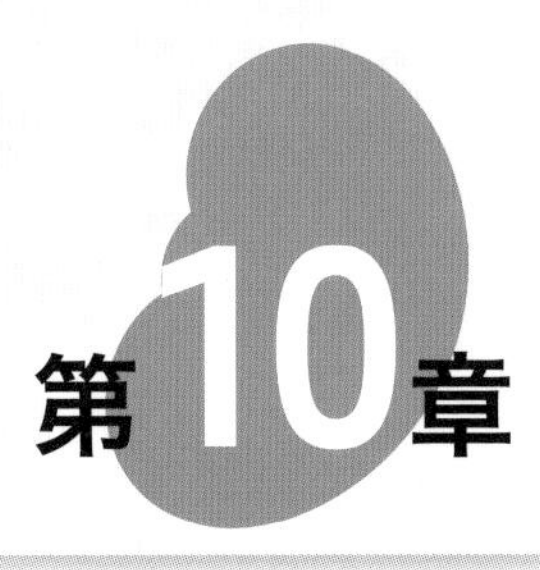

第10章

こんな働き方・考え方なら腎機能は守れる！ 強まる！ 知らぬまに腎臓を傷めている日常生活の危険な盲点と最善対策教えます

疲労・過労は腎臓の大敵だが仕事は過度に制限する必要はなく人工透析をしていても仕事で活躍できる人は多い

仕事はストレス源となる場合もあり、慢性腎臓病と診断されたら病状に合わせた見直しが必要です。病状により出張や残業が不可となることもあるので、主治医とよく相談しましょう。

実際、人工透析を受けながら週5日以上就労している65歳未満の生産年齢人口に該当する人は男性56・3%、女性で40・6%もいます[*1]。**病状が安定していれば、仕事を過度に制限する必要はありません。**

ただし、特に保存期[*2]は自覚症状に乏しく、つい無理をしがちです。意識して過労やストレスをさけることが重要です。また、外食になりがちな昼食に注意し、朝食・夕食と合わせた1日3食の中で、無理なく減塩をするなどの工夫も必要です。

人工透析をしている人は、透析[*3]の方法、透析時間の確保、透析施設・職場・自宅の距離や移動のしやすさ、仕事をするうえでの体調管理、職場の上司や同僚の理解などについて、主治医や職場、家族ともよく相談しましょう。自分にも周囲にも無理がかからない方法で、継続して仕事を続けることは十分に可能です。

＊1 内職を除く。「2021年度血液透析患者実態調査報告書」（日本透析医学会）＊2 人工透析を導入していない時期。＊3 透析治療には、大きく分けて、週に3回程度医療機関の透析施設に通い4時間程度の透析を行う「血液透析」と、自宅や職場で自分で透析ができる「腹膜透析」がある。

夏、熱中症や脱水状態に陥ると腎機能が急低下する危険大。冷房・水分補給を欠かさずこんな症状があれば救急車を手配

慢性腎臓(じんぞう)病の人が**脱水**になると**血流が滞って腎機能の低下を招き、ときに急性腎障害を起こすこともある**ので、どのステージでも注意が必要です。

脱水を予防するため、のどが渇いたと感じなくても、こまめに水分補給をする習慣をつけましょう。飲み物は、糖分が多いスポーツドリンクやジュース類はさけ、水やお茶にします。ただし、カフェインやアルコールを含む飲料は利尿作用があり脱水を招きやすいので、注意が必要です。高温多湿の夏は、**室温が28度以上になると屋内でも熱中症から脱水に至る危険が高まります。**暑いときは適切に冷房を使いましょう。

直射日光が当たる暑い車内も要注意です。また、暑い時期は血管が拡張し、血圧が低下しがちです。脱水に低血圧が加わるとさらに腎臓の血流が不足し、腎機能が低下してしまうので、血圧管理にも注意しましょう。

けいれんしている、意識がもうろうとしている、体が熱いといった症状があれば、重篤な脱水状態です。迷わず救急車を手配し、医療機関を受診してください。

＊数時間〜数日間で急激に腎機能が低下し、老廃物の排泄や体内の水分量・塩分量などの調節ができなくなる状態。重症になると命にかかわることもある。

冬の冷えも血圧を急上昇させ腎機能低下を招くため、冷えやすい首・おなか・足首・足先・手先の防寒が重要

慢性腎臓(じんぞう)病の患者さんは冷えにも注意が必要です。**体が冷えると血管が収縮して血圧が急上昇し、タコ足細胞（46ページ参照）がはがれ、腎臓を傷める原因になります。**全身の血流が悪くなることから腎臓の血流不足も起こり、腎機能の低下を招きます。

冬、寒い時期には長時間戸外にいるのをさけましょう。やむを得ない場合は防寒着や保温性の高いインナー、マフラー、厚手の靴下、手袋、腹巻きやカイロなども使って、冷えやすい首・おなか・足首・足先・手先を中心にしっかり防寒しましょう。屋内ではトイレや廊下、洗面所、脱衣所など、冷えやすい場所には暖房器具を置いて、なるべく家中で**寒暖差**がないようにします。夏のエアコンによる冷えすぎにも注意が必要です。自宅ならこまめな温度調節が可能ですが、オフィスや外出先などで調節ができない場合に備えて、羽織るものを用意しておくといいでしょう。

衣類だけでなく、1年を通じて体を冷やす冷たい飲み物や食べ物のとりすぎはさけましょう。ショウガやトウガラシなど体を温める効果のある食べ物がおすすめです。

トイレ我慢は膀胱炎や腎盂腎炎を招き急性腎臓病の原因になるため、尿意を感じたら我慢せず勢いよく出すのが肝心

仕事や家事が忙しいときなど、トイレを我慢したり、トイレに行く回数を減らそうと水分の摂取量を減らしたりしていませんか。トイレを我慢しすぎると膀胱炎の原因になります。**膀胱炎**は尿道から侵入した細菌が膀胱の中で増殖して炎症を起こす病気で、排尿痛・血尿・頻尿・残尿感が現れます。さらに、**尿道から侵入した菌が腎盂（腎臓と尿管の接続部）まで達して炎症を起こすと腎盂腎炎**となり、背中や腰の痛み、高熱、吐きけ、嘔吐などの症状が現れます。腎盂腎炎をくり返して慢性腎盂腎炎になると急性の場合ほど症状が現れないことも多いのですが、なんらかのきっかけで急激に症状が悪化した場合、**急性腎障害（137ページ参照）の原因になることもあります。**

特に、尿道が短い女性は膀胱炎になりやすく、複数回経験している人も少なくありません。女性はトイレを我慢しがちですが、尿意を感じたらすぐにトイレに向かい、菌を押し流すように勢いよく排尿するように努めましょう。こまめな水分補給でトイレの回数を増やすことも、膀胱炎の予防につながります。

人工透析になっても大丈夫！運動療法の普及や透析技術の進歩で心筋梗塞や脳卒中の危険も低減でき長生きできる人が増えた

慢性腎臓病がステージG4以降になると、場合により**人工透析**が検討されます。人工透析になれば時間的な制約は発生しますが、腎機能が低下した自分の腎臓に代わり機械が血液をろ過してくれるため、体調がよくなり、引き続き食事・運動療法は必要ながら、食事制限などが緩和されるケースも多く見られます。

日本透析医学会の調査*によると、2021年末現在、人工透析をしている人は**約35万人**。透析歴が長い患者さんが年々増えており、1992年には**透析歴20年以上**の人は全体の1%だったものが、21年末には9%近く、**最長では53年近い透析歴の患者さんもいます**。また、人工透析の患者さんには心不全・脳血管障害・心筋梗塞を合わせた「心血管死」が多いのですが、これらによって亡くなる人は年々減少し、透析を続けながら長生きする人が増えています。この傾向には、血液をろ過する機械（ダイアライザー）に用いられる人工ろ過膜の素材や機械の性能など、透析技術の進歩によって、体内の毒素を除去する能力が向上したことが関係していると考えられます。

＊「わが国の慢性透析療法の現況（2021年末の慢性透析患者に関する集計）」（日本透析医学会）

腎機能を守り助ける処方薬の飲み忘れで腎機能が低下する人が多く、決められた用法・用量はしっかり守る

慢性腎臓(じんぞう)病の治療に用いられる主な薬には、腎臓の炎症を抑える**副腎皮質ステロイド薬**、血流をよくする**抗血小板薬・抗血液凝固薬**、血圧を調整する**降圧薬・利尿薬**、腎臓の働きを補う**ホルモン薬・カリウム吸着薬・リン吸着薬**などがあります。薬の多くは肝臓で分解されますが、腎臓で分解される薬もあるため、医師は、効果が最大で副作用が最小、薬による腎臓への負担も最小になるよう、細心のさじ加減で処方しています。病状が進むにつれ処方される薬の種類が増えてくると、つい薬を飲み忘れ、そこから腎機能が低下する事態も起こりがちです。医師に指示された用法・用量・服用のタイミングを守って、確実に服用するよう心がけましょう。万一に備えて、飲み忘れた場合にはどうすればいいか、あらかじめ主治医に聞いておくことも大切です。

飲み忘れを防ぐには、壁かけカレンダーのポケットに毎日の薬を朝・昼・晩に分けて入れておけるものや、設定したタイミングで薬の服用時間を知らせてくれるスマートフォンのアプリなどを利用するといいでしょう。

おわりに

本書の冒頭で述べたように、慢性腎臓病（ＣＫＤ）や腎機能低下が見つかったからといって、決して落ち込んではいけません。自暴自棄になってもいけません。**まだできることがたくさんあるから**です。

人間、誰しも、やる気が起こらないことや、根気が続かないことはあります。頑張って節制しているつもりでも、検査結果が思わしくなくて、つい投げ出してしまいたくなることもあるでしょう。しかし、それは恥ずかしいことでも情けないことでもありません。

自分がイメージしているところから道を外れてしまったら、すぐに切り替えて、できることから軌道修正をしていけばいいだけです。腎機能は、試行錯誤をくり返しながら、自分で守り、強めていけばいいのです。そのための指標や方策が、**「腎臓寿命」**であり、**「9大指標」**であり、**「PDCAケア」**なのです。

私たちが生きている以上、腎臓も働きつづけているので、腎臓が衰えたり傷んだりするのはある程度はしかたのないことです。毎回の検査結果に一喜一憂するのではなく、**中・長期的に検査結果を把握し、客観的かつ俯瞰的に、自己管理を続けていくことが大切**です。

そのとき頼りになるのが、あなたが今かかっている主治医です。病状を管理しながら適切な治療やアドバイスをしてくれる医師は、とても頼りになる存在です。しかし、どんなに優秀な医師でも、短い診療時間の中で、患者さんの病状やふだんの生活習慣のすべてを把握し、食事や運動、その他の生活習慣や生き方についてまで、こと細かく指導することはできません。

そこで、みなさんに役立ててほしいという思いで書いたのが、本書です。

仮に病状が悪化していたとしたら、どこがいけなかったのか、そのつど、**本書に立ち返ることで、解決の糸口が見えてくる**はずです。本書の内容を理解しておくと、主治医とのコミュニケーションもずっと円滑になり、治療もうまく進みやすくなるでしょう。

何度もいいますが、慢性腎臓病との闘いは**長期戦**です。闘い抜くには、マラソンでいうところの伴走者が欠かせません。本書が、読者のみなさんにとって、頼りがいがあり、悩んだときにいつでもそばにいる人生の伴走者の一人になりうるなら、腎臓専門医としてこれほどうれしいことはありません。

腎臓病の常識や治療は、日々刻々と変化・進歩しています。本書の編集中にも、日本腎臓学会より『エビデンスに基づくCKD診療ガイドライン2023』が発表されたばかりです。

大切なのは、こうした最新の情報をしっかりキャッチして学びながら、必要な何かを始めること、そしてそれを続けることです。本書の内容が、みなさんの腎臓を、そしてかけがえのない命を守る一助になることを願ってやみません。

東北大学名誉教授　山形県立保健医療大学理事長・学長　**上月正博**

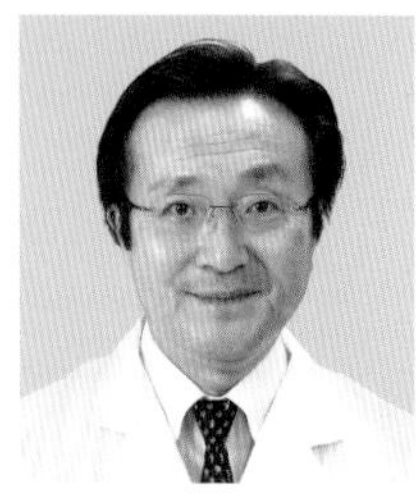

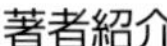

著者紹介

上月正博（こうづきまさひろ）

東北大学名誉教授
山形県立保健医療大学理事長・学長

1981年東北大学医学部卒業。2000年東北大学大学院内部障害学分野教授、2002年東北大学病院リハビリテーション部長（併任）、2008年同障害科学専攻長（併任）、2010年同先進統合腎臓科学教授（併任）、2022年東北大学名誉教授、山形県立保健医療大学理事長・学長。
日本腎臓リハビリテーション学会理事長、国際腎臓リハビリテーション学会理事長、日本リハビリテーション医学会副理事長、日本心臓リハビリテーション学会理事などを歴任。医学博士。日本腎臓学会功労会員、総合内科専門医、腎臓専門医、高血圧専門医、リハビリテーション科専門医。
『腎臓リハビリテーションガイドライン』（南江堂）など医師向けの著書・監修書多数。2018年には腎臓リハビリテーションの功績が認められ、心臓や腎臓の分野に貢献した科学者に贈られる世界的に名誉ある賞「ハンス・セリエメダル」、2022年には「日本腎臓財団功労賞」を受賞。

腎機能が見事に強まる生き方大全

2023年 8 月 8 日　第1刷発行
2024年10月16日　第6刷発行

著　者　上月正博

編 集 人　飯塚晃敏
編　　集　わかさ出版
編集協力　酒井祐次　瀧原淳子（マナ・コムレード）
装　　丁　下村成子
本文デザイン　マナ・コムレード
イラスト　前田達彦　マナ・コムレード
発 行 人　山本周嗣
発 行 所　株式会社文響社
〒105-0001　東京都港区虎ノ門２丁目２－５
共同通信会館９階
ホームページ　https://bunkyosha.com
お問い合わせ　info@bunkyosha.com
印刷・製本　株式会社光邦

ISBN 978-4-86651-655-4

本書は専門家の監修のもと安全性に配慮して編集していますが、本書の内容を実践して万が一体調が悪化する場合は、すぐに中止して医師にご相談ください。また、疾患の状態には個人差があり、本書の内容がすべての人に当てはまるわけではないことをご承知おきのうえご覧ください。本書の情報は、発行日時点の情報に基づいています。

この本に関するご意見・ご感想をお寄せいただく場合は、郵送またはメール（info@bunkyosha.com）にてお送りください。